監修 川島隆太教授

改訂版

元気脳練習帳

脳が活性化する 大人の おもしろ雑学 脳ドリル

JN189967

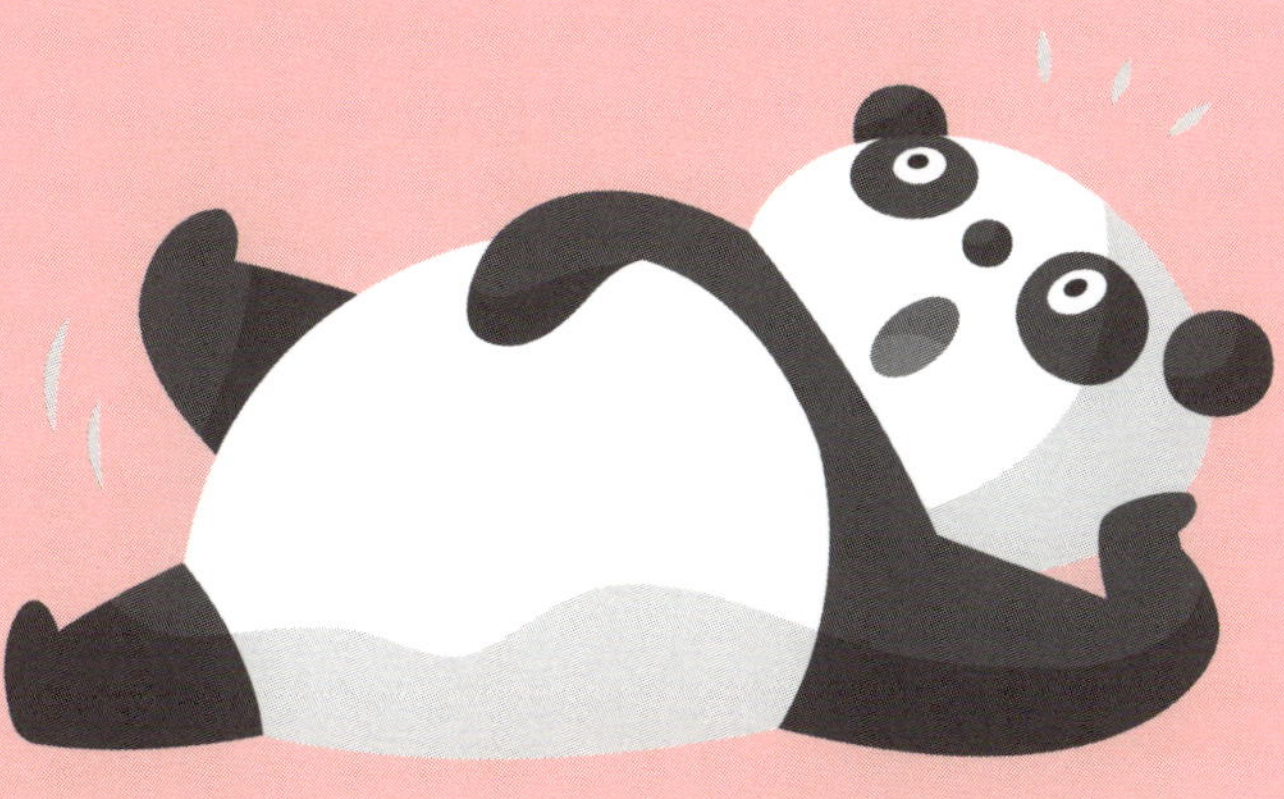

本書は「脳が活性化する 思い出し大人の教養脳ドリル」を改訂、改題したものです。

Gakken

本書「脳ドリル」で 脳活性が実証されました

脳の前頭前野《ぜんとうぜんや》の機能低下を防ぎましょう

年齢を重ねていくうちに物忘れが多くなり、記憶力や注意力、判断力の衰えが始まります。

このような衰えの原因は、脳の前頭《ぜんとう》葉《よう》にある前頭前野《ぜんとうぜんや》の機能が低下したことによるものです。脳が行う情報処理、行動・感情の制御はこの前頭前《ぜんとうぜん》野《や》が担っており、社会生活を送る上で非常に重要な場所です。

そこで、脳の機能を守るためには、前頭前野《ぜんとうぜんや》の働きを活発にすることが必要となってきます。

脳の活性化を調べる実験をしました

脳の前頭前野《ぜんとうぜんや》を活発にする作業は何なのか、多数の実験を東北大学と学研の共同研究によって行いました。そのときの様子が右の写真です。

漢字や熟語の読み書き、音読、足し算や掛け算などの単純計算、なぞり書きの書写、イラスト間違い探し、文字のパズル、また写経やオセロ、積み木など幅広い作業を光トポグラフィという装置を使い、作業ごとに脳の血流の変化を調べていきました。

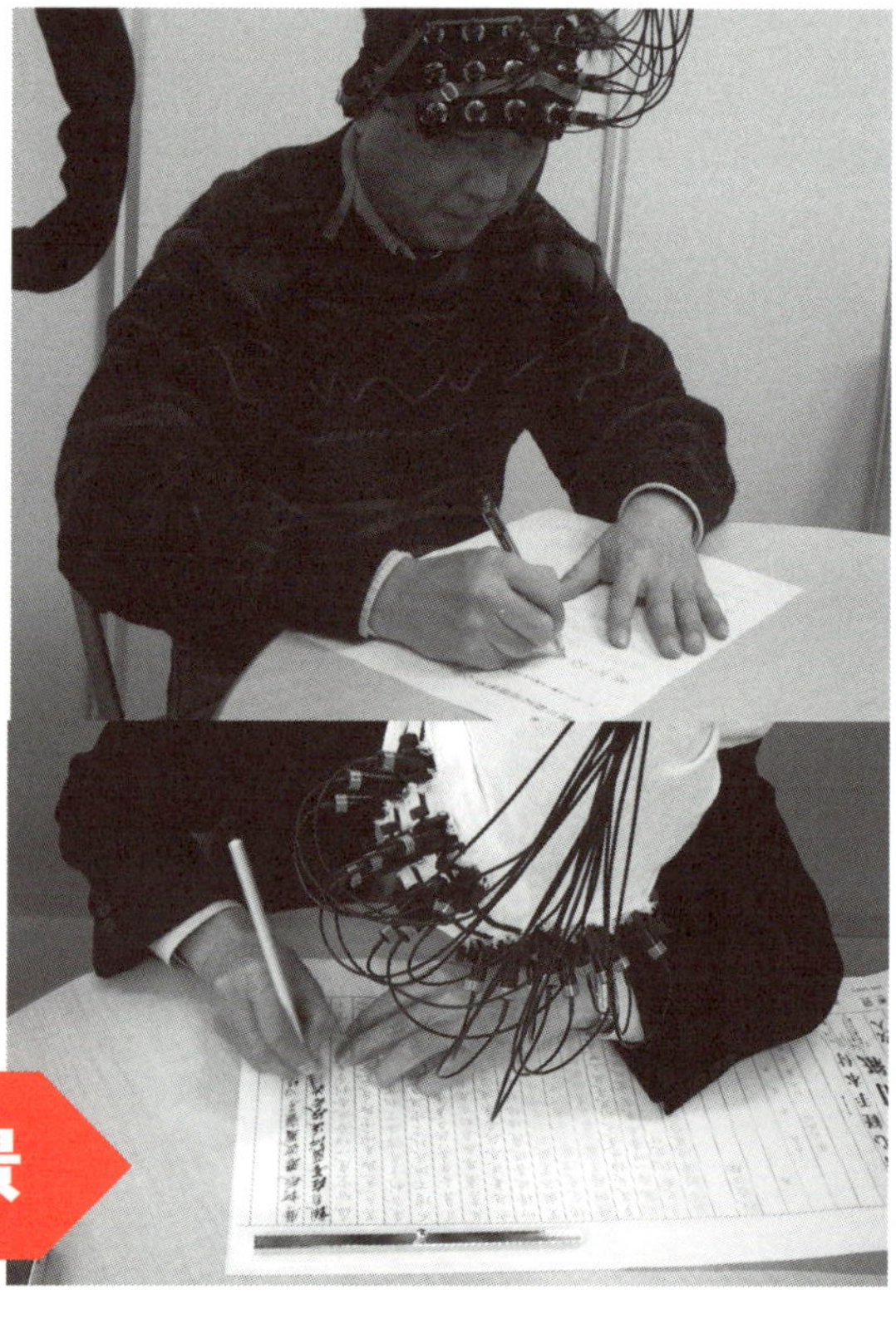

本書「脳ドリル」の実験風景

脳の血流変化を調べた実験画像

▼**実験前**（安静時）　▼**脳ドリルの実験**

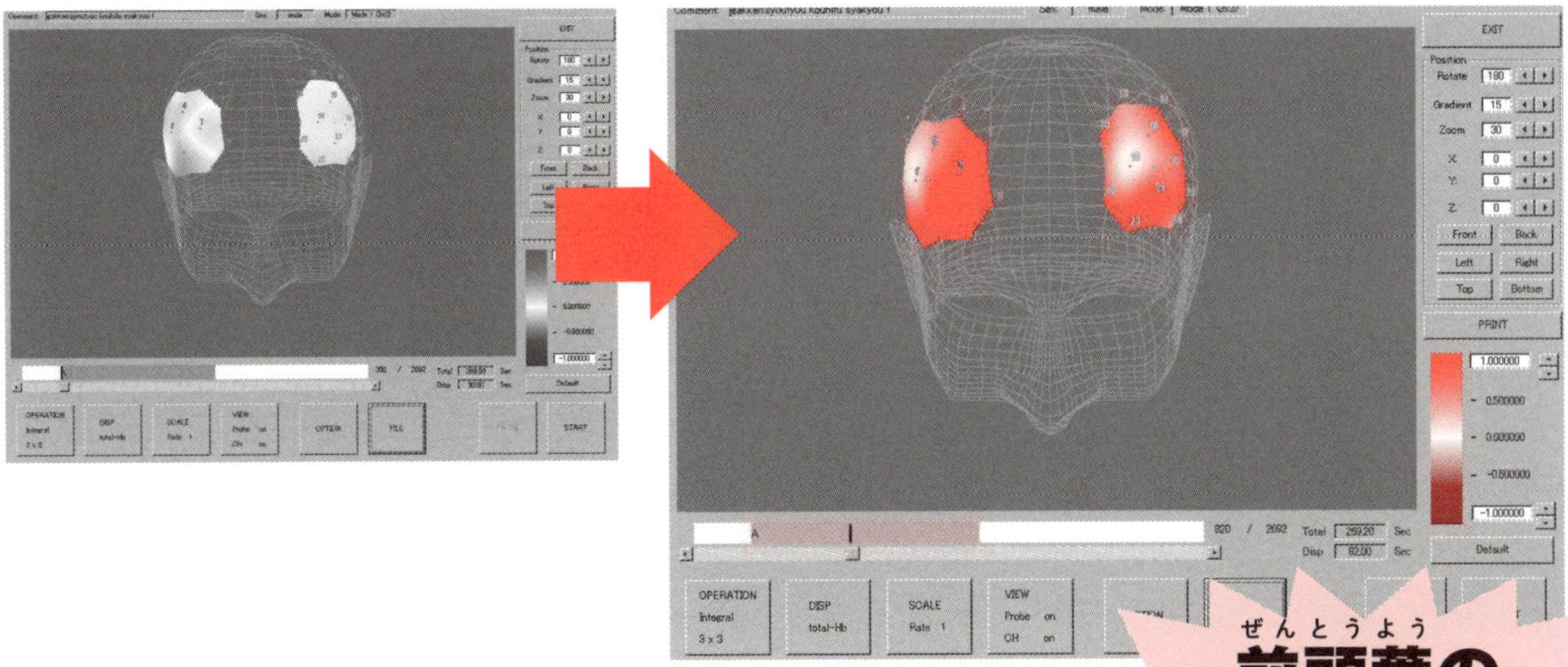

前頭葉《ぜんとうよう》の
血流が増えて
活性化！

脳ドリルで
前頭葉《ぜんとうよう》の働きがアップします！

実験の結果、本書に掲載しているさまざまなジャンルの言葉の読み書き問題に取り組むと、上の画像のとおり前頭葉《ぜんとうよう》の血流が増え、脳が非常に活性化していることが判明しました。

言葉の読み書きは記憶力や認知力を使い、さらに手先をデリケートに動かすため、前頭葉《ぜんとうよう》の働きを活発に高める効果があります。本書「脳ドリル」で脳の活性化が実証されたのです。

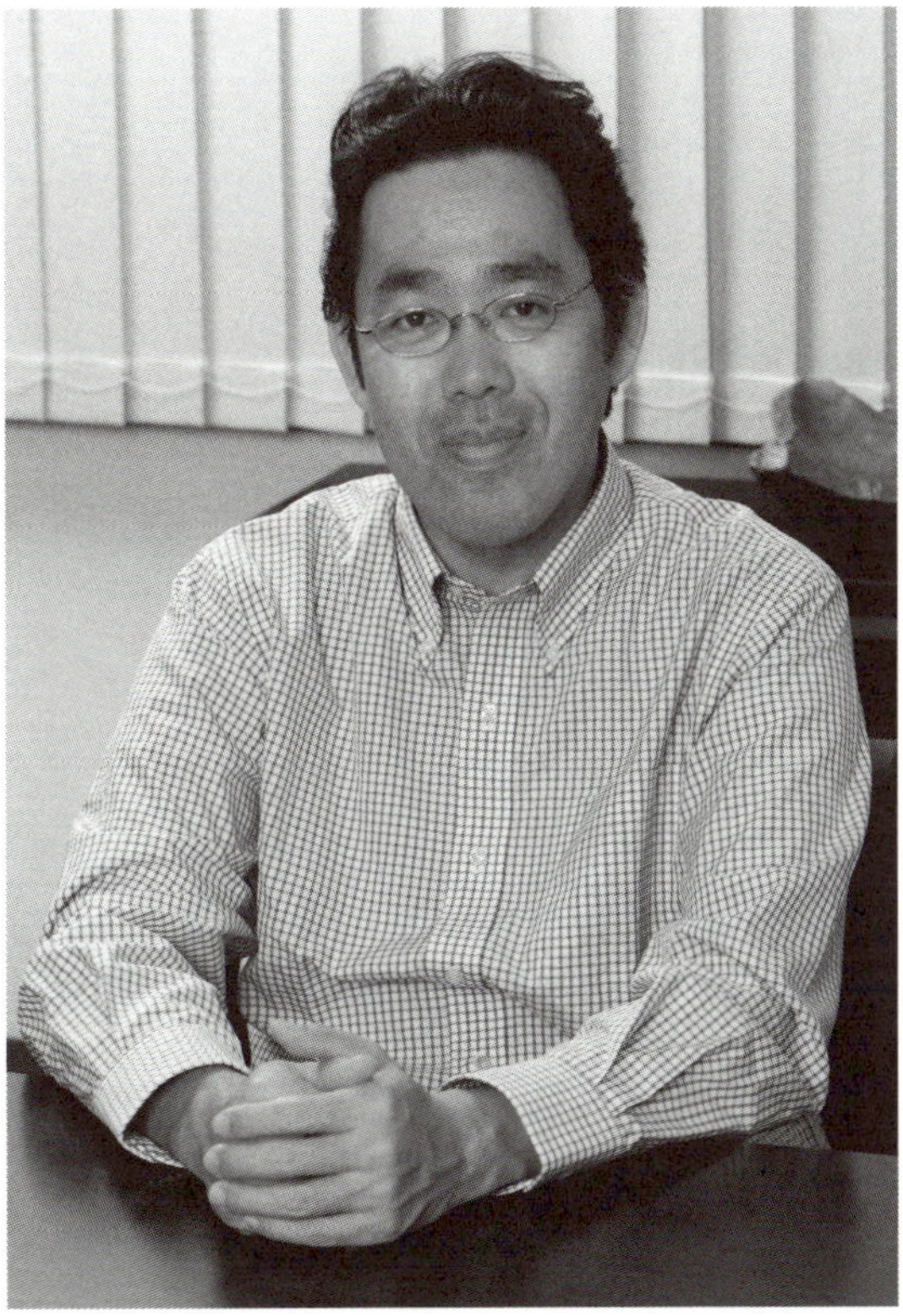

監修 **川島隆太**（東北大学教授）

前頭前野《ぜんとうぜんや》をきたえる習慣が大切

脳の機能低下は前頭前野《ぜんとうぜんや》の衰えが原因です

「知っている人の名前が出てこない」「台所にきたのに、何をしにきたのかわからない」そんな経験をしたことはありませんか。

脳の機能は、実は20歳から低下しはじめることがわかっており、歳をとり、もの忘れが多くなるのは、自然なことです。ただし、脳の衰えに対して何もしなければ、前頭前野《ぜんとうぜんや》の機能は急激に下がっていくばかり。

やがて、社会生活を送ることが困難になっていきます。

人間らしい生活に重要な「前頭前野《ぜんとうぜんや》」の働き

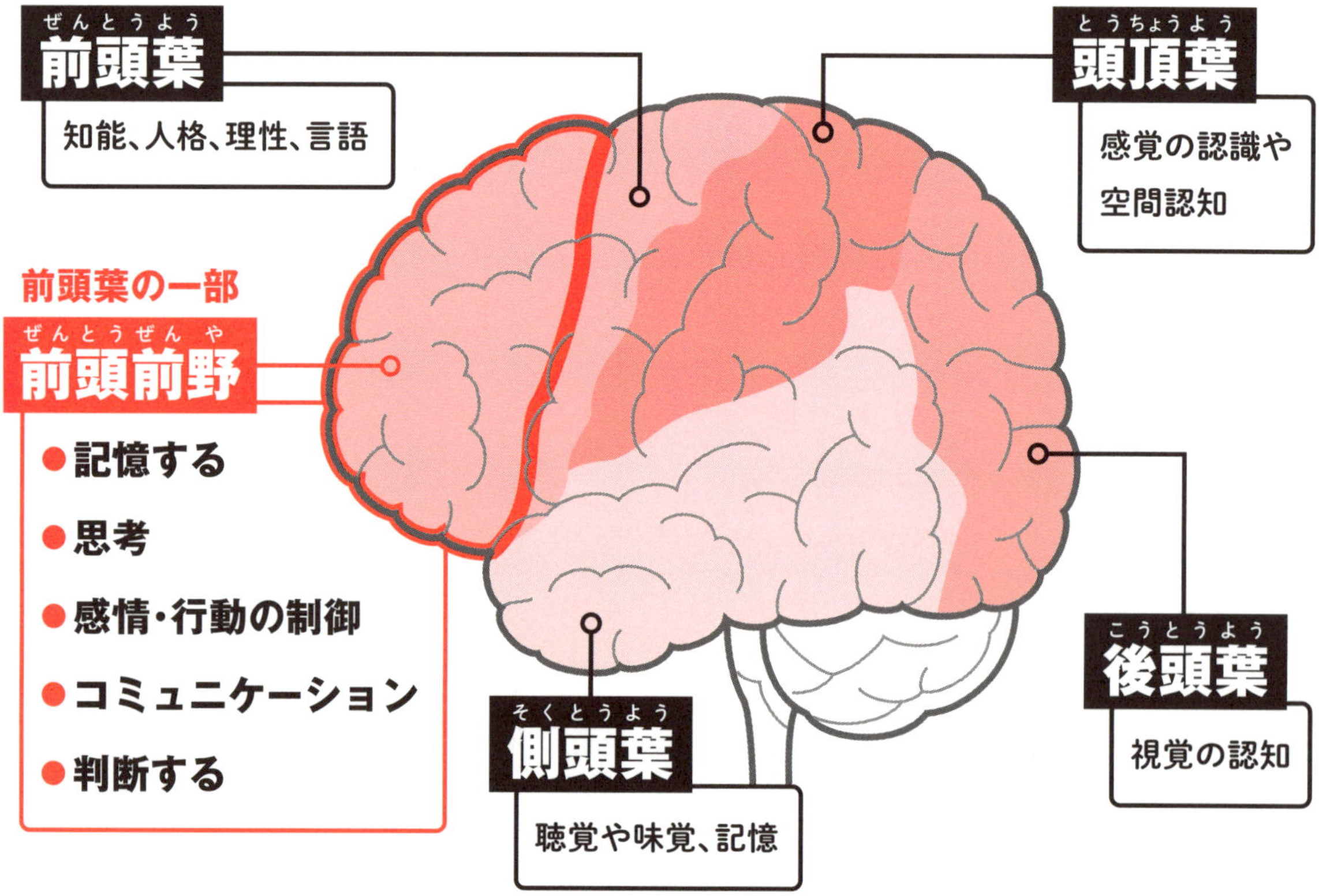

何歳でも脳トレで認知機能が向上！

脳を正しくきたえ脳機能の低下を防ぐ

歳をとれば体の働きが低下するのと同じように、脳の働きも低下していきます。しかし、何もしないで歳をとるのは賢くありません。脳の健康を保つための習慣を身につければ、歳をとってもいきいきと暮らすことができるのです。

私たちの研究では、どの年代であっても、脳をきたえると脳の認知機能が向上することが証明されています。

体の健康のために体を動かすのと同様に、前頭前野《ぜんとうぜんや》を正しくきたえることで、機能の低下を防ぎ、活発に働くように保つことができるのです。特に有効な作業が、実際に手を使って文字や数字を書くこと。

そうです、わかりやすくいえば、「読み書き計算」です。

本書に直接書き込み、脳をきたえましょう

では、テレビを見たり、スマホを使ったりするときの脳は働いているでしょうか?

実は、このときの脳の前頭前野《ぜんとうぜんや》はほとんど使われていません。

パソコンやスマホで文字を入力する際には、画面に出てくる漢字の候補を選択するだけですから、漢字を書く手間も思い出す手間もいらないため、脳を働かせていないわけです。

鉛筆を手に持ち、頭を働かせながら誌面に文字や言葉を直接書き込み、記憶力と認知力をきたえましょう。

毎日たった10〜15分でいいのです。脳の健康を守ることを習慣づけましょう。

改訂版

元気脳練習帳

脳が活性化する大人のおもしろ雑学脳ドリル

もくじ

- 解答はページをめくった後ろにあります。
- ドリルページは本を横にしてお使いください。

第1章

身のまわりの雑学

1日目 日本の世界遺産

月　日　正解数　／15問

●次の（　）にあてはまることばを語群から選んで書きましょう。

1（　　　）山地《さんち》の霊場《れいじょう》と参詣道《さんけいみち》〈和歌山県《わかやまけん》・奈良県《ならけん》・三重県《みえけん》〉
奥深い森林地帯が山岳修行の聖地として信仰を集め、数々の霊場が残る。

2（　　　）島《しま》〈鹿児島県《かごしまけん》〉
日本の植物種の七割以上が生息し「東洋のガラパゴス」といわれる。

3（　　　）郷《ごう》・五箇山《ごかやま》の合掌造《がっしょうづく》り集落《しゅうらく》〈岐阜県《ぎふけん》・富山県《とやまけん》〉
茅葺きの合掌造りによる、独特の景観をもつ大型の木造民家群。

4 古都《こと》（　　　）の文化財《ぶんかざい》〈奈良県《ならけん》〉
八世紀に平城京などが日本の首都として栄え、宮跡、寺院、神社が散在する。

5（　　　）城《じょう》〈兵庫県《ひょうごけん》〉
日本の城郭建築を代表する城の一つ。白一色の外観から「白鷺城《しらさぎじょう》」といわれる。

6（　　　）―仏国土《ぶっこくど》（浄《じょう》土《ど》）を表《あらわ》す建築《けんちく》・庭園及《ていえんおよ》び考古《こうこ》学的遺跡群《がくてきいせきぐん》―〈岩手県《いわてけん》〉
中尊寺を中心に、仏教に基づく理想郷の実現をめざして造営された。

7（　　　）諸島《しょとう》〈東京都《とうきょうと》〉
東京の南約一〇〇〇kmにある島々。数多くの固有種と独特の生態系をもつ。

8（　　　）〈北海道《ほっかいどう》〉
手つかずの原生林が残り、その海には世界最南端の流氷が観測できる。

9（　　　）寺《じ》地域《ちいき》の仏教建造物《ぶっきょうけんぞうぶつ》〈奈良県《ならけん》〉
飛鳥文化を代表する世界最古の木造建築が残る。

10（　　　）の社寺《しゃじ》〈栃木県《とちぎけん》〉
徳川家康の霊廟として造営された、豪華絢爛な東照宮で知られる。

11（　　　）ドーム〈広島県《ひろしまけん》〉
原爆の爆心地近くで奇跡的に残った建物。核兵器の悲惨さを伝える。

12（　　　）王国《おうこく》のグスク及《およ》び関連遺産群《かんれんいさんぐん》〈沖縄県《おきなわけん》〉
十五世紀頃から国際的な交易で栄えた王国の、独特の文化を反映した遺跡群。

13（　　　）山地《さんち》〈青森県《あおもりけん》・秋田県《あきたけん》〉
約十三万haの広大な山地帯に、世界最大級のブナ林が分布する。

14（　　　）銀山《ぎんざん》遺跡《いせき》とその文化的景観《ぶんかてきけいかん》〈島根県《しまねけん》〉
十六世紀頃から活況を呈した銀鉱山跡と関連遺跡。

15（　　　）―信仰《しんこう》の対象《たいしょう》と芸術《げいじゅつ》の源泉《げんせん》〈静岡県《しずおかけん》・山梨県《やまなしけん》〉
日本を代表する名山として知られ、古くから霊山として信仰を集める。

語群
〔日光《にっこう》　石見《いわみ》　屋久《やく》　知床《しれとこ》
琉球《りゅうきゅう》　白神《しらかみ》　奈良《なら》　白川《しらかわ》
富士山《ふじさん》　姫路《ひめじ》　小笠原《おがさわら》
平泉《ひらいずみ》　紀伊《きい》　原爆《げんばく》　法隆《ほうりゅう》〕

139日目の答え
①納・収・治・修　②厚・熱・暑　③勤・努・務　④諸・図　⑤破・敗　⑥聞・効・利　⑦建・絶・断・裁　⑧冷・覚
⑨供・備　⑩止・留・泊

2日目 県庁所在地

月　日
正解数　／18問

●次の都道府県の県庁所在地を書きましょう。

1 京都府《きょうとふ》（　　　　）市《し》
2 広島県《ひろしまけん》（　　　　）市《し》
3 鹿児島県《かごしまけん》（　　　　）市《し》
4 北海道《ほっかいどう》（　　　　）市《し》
5 愛知県《あいちけん》（　　　　）市《し》
6 千葉県《ちばけん》（　　　　）市《し》
7 奈良県《ならけん》（　　　　）市《し》
8 長崎県《ながさきけん》（　　　　）市《し》
9 熊本県《くまもとけん》（　　　　）市《し》
10 秋田県《あきたけん》（　　　　）市《し》

●次の都道府県の県庁所在地を語群から選んで書きましょう。

11 山梨県《やまなしけん》（　　　　）市《し》
12 香川県《かがわけん》（　　　　）市《し》
13 滋賀県《しがけん》（　　　　）市《し》
14 岩手県《いわてけん》（　　　　）市《し》
15 石川県《いしかわけん》（　　　　）市《し》
16 群馬県《ぐんまけん》（　　　　）市《し》
17 島根県《しまねけん》（　　　　）市《し》
18 静岡県《しずおかけん》（　　　　）市《し》

語群
〔盛岡《もりおか》　前橋《まえばし》　大津《おおつ》　高松《たかまつ》
静岡《しずおか》　甲府《こうふ》　松江《まつえ》　金沢《かなざわ》〕

140日目の答え

①あざけ　②はんぷ　③いきどお　④いつく　⑤すさ　⑥もっぱ　⑦しんちょく　⑧ふる　⑨そそのか　⑩こうてつ　⑪あらかじ
⑫よみがえ　⑬らんよう　⑭かたく　⑮とどこお　⑯わずら　⑰く　⑱ほてん　⑲ねた　⑳もくろみ

3日目 季語と暦

月　日

正解数

●次の季語の季節（春・夏・秋・冬・新年）を書きましょう。

1 梅雨寒《つゆざむ》（　　）

2 落葉《らくよう》（　　）

3 紅葉狩《もみじがり》（　　）

4 忘年会《ぼうねんかい》（　　）

5 松《まつ》の内《うち》（　　）

6 茶摘《ちゃつみ》（　　）

7 麦秋《ばくしゅう》（　　）

8 秋刀魚《さんま》（　　）

9 燕《つばめ》（　　）

10 元旦《がんたん》（　　）

●次のことばを読みましょう。

11 盂蘭盆（　　）
陰暦七月十五日に行う仏事。祖先の霊を自宅に迎えて、その冥福を祈る。

12 土用（　　）
立春・立夏・立秋・立冬の前の十八日間のこと。

13 節分（　　）
季節が移り変わるとき。立春・立夏・立秋・立冬の前日。今は、ふつう立春の前日をいう。

14 七夕（　　）
天の川の両岸の牽牛《けんぎゅう》星と織姫《おりひめ》星が年一回、七月七日の夜に逢瀬を楽しむという星を祭る年中行事。

15 重陽（　　）
陰暦の九月九日の節句。菊の節句ともいう。

16 端午（　　）
五月五日の節句。甲冑《かっちゅう》や武者人形を飾ったり、こいのぼりなどを立てたりして、男子の成長を祝う。

17 彼岸（　　）
春分・秋分の日を中日として、その前後七日間。

18 夏炉冬扇（　　）
時季外れの役に立たないもの。

19 秋霜烈日（　　）
刑罰や信念などがとても厳しいことのたとえ。

20 春風駘蕩（　　）
春風がのどかに吹く様子から、性格や態度がのんびりしている様子。

1日目の答え

①紀伊　②屋久　③白川　④奈良　⑤姫路　⑥平泉　⑦小笠原　⑧知床　⑨法隆　⑩日光　⑪原爆　⑫琉球　⑬白神　⑭石見　⑮富士山

日目

日本各地の代表銘菓

月　日

正解数　／18問

●次の地域の銘菓を語群から選んで書きましょう。

1 青森《あおもり》・岩手《いわて》（　　　　）

2 秋田《あきた》（　　　　）

3 南東北《みなみとうほく》（　　　　）

4 埼玉《さいたま》（　　　　）

5 東京《とうきょう》（　　　　）

6 神奈川《かながわ》・愛知《あいち》・山口《やまぐち》（　　　　）

7 新潟《にいがた》（　　　　）

8 福井《ふくい》（　　　　）

9 長野《ながの》・岐阜《ぎふ》・山梨《やまなし》（　　　　）

10 静岡《しずおか》（　　　　）

11 京都《きょうと》（　　　　）

12 大阪《おおさか》（　　　　）

13 岡山《おかやま》（　　　　）

14 広島《ひろしま》（　　　　）

15 高知《こうち》（　　　　）

16 長崎《ながさき》（　　　　）

17 鹿児島《かごしま》（　　　　）

18 沖縄《おきなわ》（　　　　）

語群

〔五平餅《ごへいもち》　ういろう　笹団子《ささだんご》
もみじ饅頭《まんじゅう》　雷《かみなり》おこし
カステラ　八《や》つ橋《はし》　かるかん
草加煎餅《そうかせんべい》　ケンピ　きび団子《だんご》
ちんすこう　ずんだ餅《もち》
粟《あわ》おこし　安倍川餅《あべかわもち》
さなづら　羽二重餅《はぶたえもち》　南部煎餅《なんぶせんべい》〕

2日目の答え

①京都　②広島　③鹿児島　④札幌　⑤名古屋　⑥千葉　⑦奈良　⑧長崎　⑨熊本　⑩秋田
⑪甲府　⑫高松　⑬大津　⑭盛岡　⑮金沢　⑯前橋　⑰松江　⑱静岡

5日目 日本の有名観光地

月　日

正解数　／18問

●次の観光地のある都道府県名を語群から選んで書きましょう。

1 東尋坊《とうじんぼう》（　　　　）

2 姫路城《ひめじじょう》（　　　　）

3 桂浜《かつらはま》（　　　　）

4 平泉《ひらいずみ》（　　　　）

5 日光東照宮《にっこうとうしょうぐう》（　　　　）

6 高千穂峡《たかちほきょう》（　　　　）

7 立石寺《りっしゃくじ》（　　　　）

8 熱田神宮《あつたじんぐう》（　　　　）

9 熊野古道《くまのこどう》（　　　　）

10 出雲大社《いずもたいしゃ》（　　　　）

11 首里城《しゅりじょう》（　　　　）

12 函館山《はこだてやま》（　　　　）

13 飛騨高山《ひだたかやま》（　　　　）

14 軍艦島《ぐんかんじま》（　　　　）

15 阿蘇山《あそさん》（　　　　）

16 鎌倉《かまくら》（　　　　）

17 会津若松《あいづわかまつ》（　　　　）

18 清水寺《きよみずでら》（　　　　）

語群

〔沖縄県《おきなわけん》　福島県《ふくしまけん》　高知県《こうちけん》
神奈川県《かながわけん》　栃木県《とちぎけん》　愛知県《あいちけん》
岐阜県《ぎふけん》　宮崎県《みやざきけん》　京都府《きょうとふ》
和歌山県《わかやまけん》　福井県《ふくいけん》　長崎県《ながさきけん》
山形県《やまがたけん》　島根県《しまねけん》　熊本県《くまもとけん》
北海道《ほっかいどう》　岩手県《いわてけん》　兵庫県《ひょうごけん》〕

3日目の答え

①夏　②冬　③秋　④冬　⑤新年　⑥春　⑦夏　⑧秋　⑨春　⑩新年　⑪うらぼん　⑫どよう　⑬せつぶん（せちぶん）
⑭たなばた（しちせき）　⑮ちょうよう　⑯たんご　⑰ひがん　⑱かろとうせん　⑲しゅうそうれつじつ　⑳しゅんぷうたいとう

6日目 手紙のマナー

月　日
正解数　／20問

●次の漢字を読みましょう。

1 拝啓（　　）
2 前略（　　）
3 敬具（　　）
4 草々（　　）
5 一筆（　　）
6 自愛（　　）
7 時候（　　）
8 師走（　　）
9 時下（　　）
10 暑中見舞（　　）い
11 乱筆（　　）
12 挨拶状（　　）
13 拝復（　　）
14 敬称（　　）
15 年賀状（　　）
16 謹白（　　）
17 封書（　　）
18 便箋（　　）
19 脇付（　　）け
20 投函（　　）

4日目の答え

①南部煎餅　②さなづら　③ずんだ餅　④草加煎餅　⑤雷おこし　⑥ういろう　⑦笹団子　⑧羽二重餅　⑨五平餅　⑩安倍川餅
⑪八つ橋　⑫粟おこし　⑬きび団子　⑭もみじ饅頭　⑮ケンピ　⑯カステラ　⑰かるかん　⑱ちんすこう

7日目　まちがえやすい敬語

月　日　正解数　／18問

●次のことばの尊敬語と謙譲語を語群から選んで書きましょう。

1 与《あた》える
尊敬語（　　　　）
謙譲語（　　　　）

2 来《く》る
尊敬語（　　　　）
謙譲語（　　　　）

3 飲《の》む
尊敬語（　　　　）
謙譲語（　　　　）

4 受《う》ける
尊敬語（　　　　）
謙譲語（　　　　）

5 読《よ》む
尊敬語（　　　　）
謙譲語（　　　　）

6 持《も》つ
尊敬語（　　　　）
謙譲語（　　　　）

7 訪《たず》ねる
尊敬語（　　　　）
謙譲語（　　　　）

8 見《み》せる
尊敬語（　　　　）
謙譲語（　　　　）

9 いる
尊敬語（　　　　）
謙譲語（　　　　）

語群
〔さしあげる　拝受《はいじゅ》する　参《まい》る
お持《も》ちする　召《め》し上《あ》がる
お読《よ》みになる　お目《め》にかける
くださる　おる
お受《う》けになる　いらっしゃる
お越《こ》しになる　お持《も》ちになる
お訪《たず》ねになる　いただく
お見《み》せになる　うかがう
拝読《はいどく》する〕

5日目の答え

①福井県　②兵庫県　③高知県　④岩手県　⑤栃木県　⑥宮崎県　⑦山形県　⑧愛知県　⑨和歌山県　⑩島根県　⑪沖縄県　⑫北海道
⑬岐阜県　⑭長崎県　⑮熊本県　⑯神奈川県　⑰福島県　⑱京都府

8日目 世界の首都

月　日

正解数　／17問

●次の国の首都を書きましょう。

1 フランス共和国《きょうわこく》（　　　　）

2 ドイツ連邦共和国《れんぽうきょうわこく》（　　　　）

3 中華人民共和国《ちゅうかじんみんきょうわこく》（　　　　）

4 イタリア共和国《きょうわこく》（　　　　）

5 大韓民国《だいかんみんこく》（　　　　）

6 タイ王国《おうこく》（　　　　）

7 ロシア連邦《れんぽう》（　　　　）

8 インドネシア共和国《きょうわこく》（　　　　）

9 エジプト・アラブ共和国《きょうわこく》（　　　　）

●次の国の首都を語群から選んで書きましょう。

10 アメリカ合衆国《がっしゅうこく》（　　　　）

11 ブラジル連邦共和国《れんぽうきょうわこく》（　　　　）

12 スペイン王国《おうこく》（　　　　）

13 ノルウェー王国《おうこく》（　　　　）

14 オーストラリア連邦《れんぽう》（　　　　）

15 カナダ（　　　　）

16 インド共和国《きょうわこく》（　　　　）

17 トルコ共和国《きょうわこく》（　　　　）

語群

〔マドリード　キャンベラ
ニューデリー　ブラジリア
ワシントンD.C.　アンカラ
オタワ　オスロ〕

6日目の答え

①はいけい　②ぜんりゃく　③けいぐ　④そうそう　⑤いっぴつ　⑥じあい　⑦じこう　⑧しわす（しはす）　⑨じか　⑩しょちゅうみまい　⑪らんぴつ　⑫あいさつじょう　⑬はいふく　⑭けいしょう　⑮ねんがじょう　⑯きんぱく　⑰ふうしょ　⑱びんせん　⑲わきづ　⑳とうかん

9日目 日本の名山・河川・湖

月　日
正解数　／16問

●次の説明にあてはまる山や川や湖を語群から選んで書きましょう。

1 長野《ながの》・岐阜県境《ぎふけんざかい》にある、北《きた》アルプス二《に》位《い》の高峰《こうほう》。（　　）

2 長野《ながの》・新潟両県《にいがたりょうけん》にまたがる日本《にほん》最長《さいちょう》の川《かわ》。（　　）

3 秋田県《あきたけん》にある、日本最深《にほんさいしん》の湖《みずうみ》。（　　）

4 北海道《ほっかいどう》の中央部《ちゅうおうぶ》にある火山群《かざんぐん》。最高峰《さいこうほう》は旭岳《あさひだけ》。（　　）

5 高知県西部《こうちけんせいぶ》を流《なが》れ、清流《せいりゅう》として名高《なだか》い川《かわ》。（　　）

6 富山県東部《とやまけんとうぶ》にそびえる連峰《れんぽう》の主《しゅ》峰《ほう》。（　　）

7 山形県《やまがたけん》をほぼ南北《なんぼく》に貫流《かんりゅう》し、日《に》本《ほん》海《かい》に注《そそ》ぐ川《かわ》。（　　）

8 島根県北東部《しまねけんほくとうぶ》にある汽水湖《きすいこ》。（　　）

9 岩手県中央部《いわてけんちゅうおうぶ》にある、北上山地《きたかみさんち》の最高峰《さいこうほう》。（　　）

10 福島県中央部《ふくしまけんちゅうおうぶ》、磐梯山《ばんだいさん》の南麓《なんろく》にある湖《みずうみ》。（　　）

11 愛媛県南東部《えひめけんなんとうぶ》にある、山岳信仰《さんがくしんこう》で有名《ゆうめい》な山《やま》。（　　）

12 関東平野《かんとうへいや》を貫流《かんりゅう》し、坂東太郎《ばんどうたろう》と呼《よ》ばれる川《かわ》。（　　）

13 北海道東部《ほっかいどうとうぶ》にあるカルデラ湖《こ》。透明度《とうめいど》が高《たか》い。（　　）

14 山梨県北西部《やまなしけんほくせいぶ》、長野県《ながのけん》との境《さかい》にある急峻《きゅうしゅん》な山《やま》。（　　）

15 北海道《ほっかいどう》の中央部《ちゅうおうぶ》を貫流《かんりゅう》し、日本《にほん》海《かい》に注《そそ》ぐ川《かわ》。（　　）

16 滋賀県中央部《しがけんちゅうおうぶ》にある日本最大《にほんさいだい》の湖《みずうみ》。（　　）

語群
〔四万十川《しまんとがわ》　槍ヶ岳《やりがたけ》　立山《たてやま》
石鎚山《いしづちさん》　摩周湖《ましゅうこ》　田沢湖《たざわこ》
石狩川《いしかりがわ》　琵琶湖《びわこ》　大雪山《たいせつざん》
信濃川《しなのがわ》　宍道湖《しんじこ》　猪苗代湖《いなわしろこ》
利根川《とねがわ》　甲斐駒ヶ岳《かいこまがたけ》
最上川《もがみがわ》　早池峰山《はやちねさん》〕

7日目の答え
①くださる・さしあげる　②お越しになる（いらっしゃる）・参る　③召し上がる・いただく　④お受けになる・拝受する　⑤お読みになる・拝読する　⑥お持ちになる・お持ちする　⑦お訪ねになる・うかがう（参る）　⑧お見せになる・お目にかける　⑨いらっしゃる・おる

10日目　すらすら読みたい地名

月　日
正解数　／20問

●次の地名を読みましょう。

1 熱海（静《しず》岡《おか》県《けん》）（　　　）

2 龍飛崎（青《あお》森《もり》県《けん》）（　　　）

3 竹生島（滋《し》賀《が》県《けん》）（　　　）

4 吾妻（群《ぐん》馬《ま》県《けん》）（　　　）

5 斑鳩（奈《な》良《ら》県《けん》）（　　　）

6 潮来（茨《いばら》城《き》県《けん》）（　　　）

7 安濃（三《み》重《え》県《けん》）（　　　）

8 三朝（鳥《とっ》取《とり》県《けん》）（　　　）

9 石神井（東《とう》京《きょう》都《と》）（　　　）

10 飫肥（宮《みや》崎《ざき》県《けん》）（　　　）

●次の北海道の地名を読みましょう。

11 女満別（　　　）

12 歌志内（　　　）

13 積丹半島（　　　）

14 長万部（　　　）

15 稚内（　　　）

16 名寄（　　　）

17 美唄（　　　）

18 留萌（　　　）

19 襟裳岬（　　　）

20 五稜郭（　　　）

8日目の答え

①パリ　②ベルリン　③ペキン（北京）　④ローマ　⑤ソウル　⑥バンコク　⑦モスクワ　⑧ジャカルタ　⑨カイロ　⑩ワシントンD.C.　⑪ブラジリア　⑫マドリード　⑬オスロ　⑭キャンベラ　⑮オタワ　⑯ニューデリー　⑰アンカラ

11日目 ものの数え方

月　日

正解数

●次のものを数える語を語群から選んで書きましょう。

1 豆腐《とうふ》 一（　　　）

2 ウサギ 一（　　　）

3 短歌《たんか》 一（　　　）

4 ざるそば 一（　　　）

5 手紙《てがみ》 一（　　　）

6 飛行機《ひこうき》 一（　　　）

7 たんす 一（　　　）

8 イカ 一（　　　）

9 相撲《すもう》 一（　　　）

10 手袋《てぶくろ》 一（　　　）

11 刀《かたな》 一（　　　）

12 たらこ 一（　　　）

13 サンダル 一（　　　）

14 山《やま》 一（　　　）

15 川《かわ》 一（　　　）

16 弓《ゆみ》 一（　　　）

17 神様《かみさま》 一（　　　）

18 落語《らくご》 一（　　　）

語群
〔腹《はら》　番《ばん》　枚《まい》　座《ざ》　条《じょう》　題《だい》
通《つう》　棹《さお》　首《しゅ》　対《つい》　機《き》　足《そく》　張《はり》
柱《はしら》　羽《わ》　杯《ぱい》　丁《ちょう》　振《ふり》〕

9日目の答え

①槍ヶ岳　②信濃川　③田沢湖　④大雪山　⑤四万十川　⑥立山　⑦最上川　⑧宍道湖　⑨早池峰山　⑩猪苗代湖　⑪石鎚山　⑫利根川　⑬摩周湖　⑭甲斐駒ヶ岳　⑮石狩川　⑯琵琶湖

12日目 身近な花・植物・樹

月　日

正解数　／20問

●次の漢字を読みましょう。

1 朝顔（　　）

2 菊（　　）

3 梅（　　）

4 紫陽花（　　）

5 向日葵（　　）

6 蓮（　　）

7 水芭蕉（　　）

8 山椒（　　）

9 桜（　　）

10 山茶花（　　）

11 南天（　　）

12 菜花（　　）

13 花菖蒲（　　）

14 松林（　　）

15 紅梅（　　）

16 金木犀（　　）

17 花水木（　　）

18 皐月（　　）

19 片栗（　　）

20 薔薇（　　）

10日目の答え

①あたみ　②たっぴざき　③ちくぶしま　④あがつま　⑤いかるが　⑥いたこ　⑦あのう　⑧みささ　⑨しゃくじい　⑩おび　⑪めまんべつ　⑫うたしない　⑬しゃこたんはんとう　⑭おしゃまんべ　⑮わっかない　⑯なよろ　⑰びばい　⑱るもい　⑲えりもみさき　⑳ごりょうかく

13日目 すらすら書きたい地名

月　日

正解数

●次の地名を漢字で書きましょう。

1 しみず（　　　）区《く》　（静岡県《しずおかけん》）

2 おうめ（　　　）市《し》　（東京都《とうきょうと》）

3 やいづ（　　　）市《し》　（静岡県《しずおかけん》）

4 あわじ（　　　）島《しま》　（兵庫県《ひょうごけん》）

5 ゆうき（　　　）市《し》　（茨城県《いばらきけん》）

6 いおう（　　　）島《とう》　（東京都《とうきょうと》）

7 あき（　　　）市《し》　（高知県《こうちけん》）

8 いたみ（　　　）市《し》　（兵庫県《ひょうごけん》）

9 こおりやま（　　　）市《し》　（福島県《ふくしまけん》）

10 けせんぬま（　　　）市《し》　（宮城県《みやぎけん》）

●次の旧国名を漢字で書きましょう。

11 しなの（　　　）　（長野県《ながのけん》）

12 いよ（　　　）　（愛媛県《えひめけん》）

13 ひゅうが（　　　）　（宮崎県《みやざきけん》）

14 おわり（　　　）　（愛知県《あいちけん》）

15 ぶんご（　　　）　（大分県《おおいたけん》）

16 のと（　　　）　（石川県《いしかわけん》）

17 いき（　　　）　（長崎県《ながさきけん》）

18 さがみ（　　　）　（神奈川県《かながわけん》）

19 かい（　　　）　（山梨県《やまなしけん》）

20 いずみ（　　　）　（大阪府《おおさかふ》）

11日目の答え

①丁　②羽　③首　④枚　⑤通　⑥機　⑦棹　⑧杯　⑨番　⑩対　⑪振

14日目 仕事のきほん

月　日

正解数 ／12問

□にあてはまる漢字を書きましょう。

1 職場《しょくば》での朝《あさ》の□《あい》□《さつ》は「おはよう」より「おはようございます」。

2 ビジネスシーンでは□《けい》□《ご》を適切《てきせつ》に使《つか》う。

3 常《つね》に□《せい》□《けつ》□《かん》のある服装《ふくそう》を心《こころ》がける。

4 時間《じかん》□《げん》□《しゅ》は基本《きほん》のマナー。

5 就業《しゅうぎょう》時間中《じかんちゅう》は□《し》□《ご》を慎《つつし》む。

6 訪問《ほうもん》した側《がわ》から先《さき》に□《めい》□《し》を差《さ》し出《だ》して、名乗《なの》る。

7 ミスをしたら、すぐに□《しゃ》□《ざい》する。

8 上司《じょうし》に仕事《しごと》の報告《ほうこく》をするときは、□《けつ》□《ろん》から話《はな》す。

9 上司《じょうし》への報告《ほうこく》は、こまめに、そして□《て》□《みじか》に。

10 □《でん》□《ごん》を頼《たの》まれたら、必《かなら》ずメモをとる。

11 上司《じょうし》へは「□《ほう》・□《れん》・□《そう》」を忘《わす》れずに行《おこな》う。

12 電話《でんわ》をとったら会社名《かいしゃめい》を名乗《なの》り、「いつもお□《せ》□《わ》になっております」とあいさつする。

12日目の答え

①あさがお　②きく　③うめ　④あじさい　⑤ひまわり　⑥はす（はちす）　⑦みずばしょう　⑧さんしょう（さんしょ）　⑨さくら
⑩さざんか　⑪なんてん　⑫なばな　⑬はなしょうぶ　⑭まつばやし　⑮こうばい　⑯きんもくせい　⑰はなみずき　⑱さつき
⑲かたくり　⑳ばら（そうび・しょうび）

15日目 環境問題

月　日　正解数

●次の説明にあてはまることばを語群から選んで書きましょう。

1 大気中《たいきちゅう》の汚染物質《おせんぶっしつ》を取《と》り込《こ》んで酸性《さんせい》を示《しめ》す雨《あめ》。（　　　）

2 フロンなどにより、オゾン層《そう》に穴《あな》があいたようになる現象《げんしょう》。（　　　）

3 二酸化炭素濃度《にさんかたんそのうど》が増《ふ》え地球《ちきゅう》の平《へい》均《きん》気温《きおん》が上《あ》がる現象《げんしょう》。（　　　）

4 規制《きせい》のゆるい発展途上国《はってんとじょうこく》で公害《こうがい》を発生《はっせい》させること。（　　　）

5 汚染物質《おせんぶっしつ》が国境《こっきょう》を越《こ》えて運《はこ》ばれること。（　　　）

6 乾燥地域《かんそうちいき》で人間《にんげん》の活動《かつどう》によって起《お》こる土地《とち》の劣化《れっか》。（　　　）

7 汚水《おすい》や石油流出《せきゆりゅうしゅつ》などで海洋《かいよう》が汚《よご》れること。（　　　）

8 都市部《としぶ》の気温《きおん》が異常《いじょう》な高温《こうおん》になる現象《げんしょう》。（　　　）

9 廃棄時《はいきじ》のリサイクル料金《りょうきん》を消費《しょうひ》者《しゃ》が負担《ふたん》すること。（　　　）

10 地球温暖化防止《ちきゅうおんだんかぼうし》のための各国《かっこく》の合意事項《ごういじこう》をまとめた文書《ぶんしょ》。（　　　）

11 排気《はいき》ガス内《ない》の大気汚染物質《たいきおせんぶっしつ》を減《へ》らした自動車《じどうしゃ》。（　　　）

12 湿地《しっち》の保存《ほぞん》に関《かん》する国際条約《こくさいじょうやく》のこと。（　　　）

13 使用済《しようず》み製品《せいひん》を回収《かいしゅう》する際《さい》に預《あず》かり金《きん》を返却《へんきゃく》するシステム。（　　　）

14 環境《かんきょう》と開発《かいはつ》に関《かん》する国連会議《こくれんかいぎ》。（　　　）

語群

〔オゾンホール　海洋汚染《かいようおせん》
家電《かでん》リサイクル法《ほう》　酸性雨《さんせいう》
砂漠化《さばくか》　デポジット制度《せいど》
ヒートアイランド現象《げんしょう》
地球温暖化《ちきゅうおんだんか》　地球《ちきゅう》サミット
公害輸出《こうがいゆしゅつ》　低公害車《ていこうがいしゃ》
京都議定書《きょうとぎていしょ》　越境汚染《えっきょうおせん》
ラムサール条約《じょうやく》〕

13日目の答え

①清水　②青梅　③焼津　④淡路　⑤結城　⑥硫黄　⑦安芸　⑧伊丹　⑨郡山　⑩気仙沼
⑪信濃　⑫伊予　⑬日向　⑭尾張　⑮豊後　⑯能登　⑰壱岐　⑱相模　⑲[illegible]　⑳[illegible]

16日目 日本のやきもの

月　日　正解数　／18問

●次の県でつくられているやきものの名前を語群から選んで書きましょう。

1 岡山県《おかやまけん》（　　　）焼《やき》

2 福井県《ふくいけん》（　　　）焼《やき》

3 愛知県《あいちけん》（　　　）焼《やき》

4 島根県《しまねけん》（　　　）焼《やき》

5 京都府《きょうとふ》（　　　）焼《やき》

6 岐阜県《ぎふけん》（　　　）焼《やき》

7 富山県《とやまけん》（　　　）瀬戸焼《せとやき》

8 佐賀県《さがけん》（　　　）焼《やき》

9 三重県《みえけん》（　　　）焼《やき》

語群
〔美濃《みの》　伊賀《いが》　石見《いわみ》　常滑《とこなめ》
備前《びぜん》　清水《きよみず》　越前《えちぜん》　伊万里《いまり》
越中《えっちゅう》〕

●次のやきものの産地を語群から選んで書きましょう。

10 信楽焼《しがらきやき》（　　　）県《けん》

11 砥部焼《とべやき》（　　　）県《けん》

12 やちむん（　　　）県《けん》

13 瀬戸焼《せとやき》（　　　）県《けん》

14 益子焼《ましこやき》（　　　）県《けん》

15 笠間焼《かさまやき》（　　　）県《けん》

16 九谷焼《くたにやき》（　　　）県《けん》

17 有田焼《ありたやき》（　　　）県《けん》

18 萩焼《はぎやき》（　　　）県《けん》

語群
〔栃木《とちぎ》　山口《やまぐち》　愛媛《えひめ》　佐賀《さが》
石川《いしかわ》　滋賀《しが》　茨城《いばらき》　沖縄《おきなわ》
愛知《あいち》〕

14日目の答え

①挨拶　②敬語　③清潔感　④厳守　⑤私語　⑥名刺　⑦謝罪　⑧結論　⑨手短　⑩伝言　⑪報・連・相　⑫世話

17日目 すらすら書きたい地名

月　日

正解数

● 次の――線の地名を漢字で書きましょう。

1 しょうど（　　　）島《しま》（香川県《かがわけん》）

2 いまばり（　　　）市《し》（愛媛県《えひめけん》）

3 くにさき（　　　）半島《はんとう》（大分県《おおいたけん》）

4 しばた（　　　）市《し》（新潟県《にいがたけん》）

5 えびな（　　　）市《し》（神奈川県《かながわけん》）

6 ちの（　　　）市《し》（長野県《ながのけん》）

7 ひろさき（　　　）市《し》（青森県《あおもりけん》）

8 よなご（　　　）市《し》（鳥取県《とっとりけん》）

9 あかし（　　　）市《し》（兵庫県《ひょうごけん》）

10 ふっさ（　　　）市《し》（東京都《とうきょうと》）

● 次の旧国名を漢字で書きましょう。

11 むつ（　　　）（青森《あおもり》・岩手県《いわてけん》）

12 ぶぜん（　　　）（福岡《ふくおか》・大分県《おおいたけん》）

13 むさし（　　　）（東京都《とうきょうと》・埼玉県《さいたまけん》・神奈川県《かながわけん》）

14 びっちゅう（　　　）（岡山県《おかやまけん》）

15 えちご（　　　）（新潟県《にいがたけん》）

16 かわち（　　　）（大阪府《おおさかふ》）

17 とおとうみ（　　　）（静岡県《しずおかけん》）

18 いずも（　　　）（島根県東部《しまねけんとうぶ》）

19 おうみ（　　　）（滋賀県《しがけん》）

20 とさ（　　　）（高知県《こうちけん》）

15日目の答え

①酸性雨　②オゾンホール　③地球温暖化　④公害輸出　⑤越境汚染　⑥砂漠化　⑦海洋汚染　⑧ヒートアイランド現象
⑨家電リサイクル法　⑩京都議定書　⑪低公害車　⑫ラムサール条約　⑬デポジット制度　⑭地球サミット

18日目 現代のカタカナことば

月　日

正解数　／16問

次の意味を表すカタカナことばを語群から選んで書きましょう。

1 社会的《しゃかいてき》・文化的《ぶんかてき》に見《み》た男女《だんじょ》の性《せい》差《さ》。（　　　）

2 分担《ぶんたん》・共有《きょうゆう》すること。（　　　）

3 安全《あんぜん》。安心《あんしん》。防衛《ぼうえい》。（　　　）

4 動機付《どうきづ》け。やる気《き》。（　　　）

5 各分野《かくぶんや》の専門家《せんもんか》が集《あつ》まった頭脳《ずのう》集団《しゅうだん》。（　　　）

6 本《ほん》やホームページなどの情報媒《じょうほうばい》体《たい》の中身《なかみ》。（　　　）

7 行政監察委員《ぎょうせいかんさついいん》。苦情処理係《くじょうしょりがかり》。（　　　）

8 潜在能力《せんざいのうりょく》。（　　　）

9 政策《せいさく》。方針《ほうしん》。（　　　）

10 多様性《たようせい》。演芸《えんげい》。（　　　）

11 国境《こっきょう》のない。境界《きょうかい》のない。（　　　）

12 危険《きけん》。（　　　）

13 ドライバーに目的地《もくてきち》へのルートを案内《あんない》するシステム。（　　　）

14 家庭《かてい》の。（　　　）

15 パスワードを入力《にゅうりょく》して、個人情《こじんじょう》報《ほう》にアクセスすること。（　　　）

16 予定表《よていひょう》。議題《ぎだい》。（　　　）

語群

〔アジェンダ　ドメスティック
リスク　ポリシー
ポテンシャル　ジェンダー
ボーダーレス　バラエティー
モチベーション　コンテンツ
シェアリング　セキュリティー
シンクタンク　オンブズマン
カー・ナビ　ログイン〕

16日目の答え

①備前　②越前　③常滑　④石見　⑤清水　⑥美濃　⑦越中　⑧伊万里　⑨伊賀
⑩滋賀　⑪愛媛　⑫沖縄　⑬愛知　⑭栃木　⑮茨城　⑯石川　⑰佐賀　⑱山口

19日目 日本の名作文学

月　日
正解数

●次の作者の作品を語群から選んで書きましょう。

1 森鷗外《もりおうがい》（　　　）

2 樋口一葉《ひぐちいちよう》（　　　）

3 芥川龍之介《あくたがわりゅうのすけ》（　　　）

4 夏目漱石《なつめそうせき》（　　　）

5 与謝野晶子《よさのあきこ》（　　　）

6 島崎藤村《しまざきとうそん》（　　　）

7 志賀直哉《しがなおや》（　　　）

8 谷崎潤一郎《たにざきじゅんいちろう》（　　　）

9 小林多喜二《こばやしたきじ》（　　　）

語群
〔春琴抄《しゅんきんしょう》　羅生門《らしょうもん》　暗夜行路《あんやこうろ》
山椒大夫《さんしょうだゆう》　たけくらべ
草枕《くさまくら》　みだれ髪《がみ》　蟹工船《かにこうせん》
夜《よ》明《あ》け前《まえ》〕

●次の作品の作者を語群から選んで書きましょう。

10 仮面《かめん》の告白《こくはく》（　　　）

11 人間失格《にんげんしっかく》（　　　）

12 1Q84（　　　）

13 天平《てんぴょう》の甍《いらか》（　　　）

14 砂《すな》の女《おんな》（　　　）

15 赤頭巾《あかずきん》ちゃん気《き》をつけて
（　　　）

16 海市《かいし》（　　　）

17 個人的《こじんてき》な体験《たいけん》（　　　）

18 青春《せいしゅん》の門《もん》（　　　）

語群
〔庄司薫《しょうじかおる》　村上春樹《むらかみはるき》　太宰治《だざいおさむ》
大江健三郎《おおえけんざぶろう》　安部公房《あべこうぼう》
福永武彦《ふくながたけひこ》　井上靖《いのうえやすし》
三島由紀夫《みしまゆきお》　五木寛之《いつきひろゆき》〕

17日目の答え

①小豆　②今治　③国東　④新発田　⑤海老名　⑥茅野　⑦弘前　⑧米子　⑨明石　⑩福生
⑪陸奥　⑫豊前　⑬武蔵　⑭備中　⑮越後　⑯河内　⑰遠江　⑱出雲　⑲近江　⑳土佐

20日目 日本の有名観光地

月　日　正解数　／18問

●次の観光地がある都道府県名を書きましょう。

1 屋久島《やくしま》（　　　　）
2 伊勢神宮《いせじんぐう》（　　　　）
3 上高地《かみこうち》（　　　　）
4 厳島神社《いつくしまじんじゃ》（　　　　）
5 鳥取砂丘《とっとりさきゅう》（　　　　）
6 出雲大社《いずもたいしゃ》（　　　　）
7 倉敷《くらしき》（　　　　）
8 東大寺《とうだいじ》（　　　　）
9 十和田湖《とわだこ》（　　　　）
10 兼六園《けんろくえん》（　　　　）

●次の都道府県にある温泉を語群から選んで書きましょう。

11 北海道《ほっかいどう》（　　　　）温泉《おんせん》
12 大分県《おおいたけん》（　　　　）温泉《おんせん》
13 兵庫県《ひょうごけん》（　　　　）温泉《おんせん》
14 岐阜県《ぎふけん》（　　　　）温泉《おんせん》
15 愛媛県《えひめけん》（　　　　）温泉《おんせん》
16 神奈川県《かながわけん》（　　　　）温泉《おんせん》
17 群馬県《ぐんまけん》（　　　　）温泉《おんせん》
18 静岡県《しずおかけん》（　　　　）温泉《おんせん》

語群
〔道後《どうご》　登別《のぼりべつ》　熱海《あたみ》　有馬《ありま》
箱根《はこね》　別府《べっぷ》　下呂《げろ》　草津《くさつ》〕

18日目の答え

①ジェンダー　②シェアリング　③セキュリティー　④モチベーション　⑤シンクタンク　⑥コンテンツ　⑦オンブズマン　⑧ポテンシャル　⑨ポリシー　⑩バラエティー　⑪ボーダーレス　⑫リスク　⑬カー・ナビ　⑭ドメスティック　⑮ログイン　⑯アジェンダ

21日目 和食

月　日　正解数　／16問

●次の説明にあてはまることばを語群から選んで書きましょう。

1 穀物《こくもつ》・野菜《やさい》などだけで、肉《にく》・魚《さかな》を用《もち》いない料理《りょうり》。（　　）

2 料理屋《りょうりや》で、注文料理《ちゅうもんりょうり》の前《まえ》に出《だ》す簡単《かんたん》な料理《りょうり》。（　　）

3 春《はる》の七草《ななくさ》を入《い》れて炊《た》いたかゆ。（　　）

4 熱《ねっ》した鉄《てつ》の板《いた》で肉《にく》や野菜《やさい》を焼《や》いて食《た》べる料理《りょうり》。（　　）

5 食材《しょくざい》を包丁《ほうちょう》で切《き》るときに用《もち》いる板《いた》。（　　）

6 日本料理《にほんりょうり》の料理人《りょうりにん》。（　　）

7 大根《だいこん》に赤唐辛子《あかとうがらし》を差《さ》しこんでおろしたもの。（　　）

8 蒸《む》したカツオの肉《にく》を乾燥《かんそう》させてかび付《つ》けした食品《しょくひん》。（　　）

9 魚肉《ぎょにく》などを生《なま》のまま薄《うす》く切《き》った料理《りょうり》。（　　）

10 茶《ちゃ》の湯《ゆ》で茶《ちゃ》の前《まえ》に出《だ》す簡素《かんそ》な食事《しょくじ》。（　　）

11 野菜《やさい》などの苦味《にがみ》や渋味《しぶみ》をとる下処理《したしょり》。（　　）

12 熱湯《ねっとう》をさっと通《とお》すこと。（　　）

13 塩出《しおだ》しをするとき、水《みず》に少量《しょうりょう》の塩《しお》を入《い》れること。（　　）

14 食品《しょくひん》をこすときに使《つか》う、布《ぬの》や網《あみ》を張《は》った器具《きぐ》。（　　）

15 だし汁《じる》にしょうゆ・みりんなどを加《くわ》えて調味《ちょうみ》したもの。（　　）

16 白身魚《しろみざかな》を冷水《れいすい》で冷《ひ》やして縮《ちぢ》ませた料理《りょうり》。（　　）

語群
〔あく抜《ぬ》き　もみじおろし
呼《よ》び塩《じお》　懐石《かいせき》　割《わ》り下《した》
湯《ゆ》引《び》き　まな板《いた》　鉄板焼《てっぱんや》き
精進料理《しょうじんりょうり》　刺身《さしみ》　裏《うら》ごし器《き》
洗《あら》い　鰹節《かつおぶし》　板前《いたまえ》　七草《ななくさ》がゆ
お通《とお》し〕

19日目の答え

①山椒大夫　②たけくらべ　③羅生門　④草枕　⑤みだれ髪　⑥夜明け前　⑦暗夜行路　⑧春琴抄　⑨蟹工船
⑩三島由紀夫　⑪太宰治　⑫村上春樹　⑬井上靖　⑭安部公房　⑮庄司薫　⑯福永武彦　⑰大江健三郎　⑱五木寛之

22日目 戦後のベストセラー

月　日
正解数　／17問

●次の書物の作者を語群から選んで書きましょう。

1 五体不満足《ごたいふまんぞく》（　　　）

2 脳内革命《のうないかくめい》（　　　）

3 世界《せかい》の中心《ちゅうしん》で、愛《あい》をさけぶ（　　　）

4 バカの壁《かべ》（　　　）

5 窓《まど》ぎわのトットちゃん（　　　）

6 積木《つみき》くずし（　　　）

7 頭《あたま》の体操《たいそう》（　　　）

8 気《き》くばりのすすめ（　　　）

9 サラダ記念日《きねんび》（　　　）

語群
〔穂積隆信《ほづみたかのぶ》　鈴木健二《すずきけんじ》
養老孟司《ようろうたけし》　片山恭一《かたやまきょういち》
春山茂雄《はるやましげお》　多湖輝《たごあきら》　乙武洋匡《おとたけひろただ》
黒柳徹子《くろやなぎてつこ》　俵万智《たわらまち》〕

●次の漫画の作者を語群から選んで書きましょう。

10 こちら葛飾区亀有公園前派出所《かつしかくかめありこうえんまえはしゅつじょ》（　　　）

11 ドラえもん（　　　）

12 ゴルゴ13（　　　）

13 タッチ（　　　）

14 ONE　PIECE（　　　）

15 ドラゴンボール（　　　）

16 鉄腕《てつわん》アトム（　　　）

17 SLAM　DUNK（　　　）

語群
〔秋本治《あきもとおさむ》　井上雄彦《いのうえたけひこ》　鳥山明《とりやまあきら》
藤子《ふじこ》・F・不二雄《ふじお》
さいとう・たかを　手塚治虫《てづかおさむ》
あだち充《みつる》　尾田栄一郎《おだえいいちろう》〕

20日目の答え
①鹿児島県　②三重県　③長野県　④広島県　⑤鳥取県　⑥島根県　⑦岡山県　⑧奈良県　⑨青森県・秋田県　⑩石川県
⑪登別　⑫別府　⑬有馬　⑭下呂　⑮道後　⑯箱根　⑰草津　⑱熱海

23日目 県庁所在地

月　日

正解数　／18問

●次の都道府県の県庁所在地を書きましょう。

1 新潟県《にいがたけん》（　　　　）市《し》

2 宮崎県《みやざきけん》（　　　　）市《し》

3 神奈川県《かながわけん》（　　　　）市《し》

4 大阪府《おおさかふ》（　　　　）市《し》

5 福島県《ふくしまけん》（　　　　）市《し》

6 福井県《ふくいけん》（　　　　）市《し》

7 兵庫県《ひょうごけん》（　　　　）市《し》

8 福岡県《ふくおかけん》（　　　　）市《し》

9 鳥取県《とっとりけん》（　　　　）市《し》

10 青森県《あおもりけん》（　　　　）市《し》

●次の都道府県の県庁所在地を語群から選んで書きましょう。

11 沖縄県《おきなわけん》（　　　　）市《し》

12 茨城県《いばらきけん》（　　　　）市《し》

13 長野県《ながのけん》（　　　　）市《し》

14 三重県《みえけん》（　　　　）市《し》

15 愛媛県《えひめけん》（　　　　）市《し》

16 宮城県《みやぎけん》（　　　　）市《し》

17 栃木県《とちぎけん》（　　　　）市《し》

18 埼玉県《さいたまけん》（　　　　）市《し》

語群

〔松山《まつやま》　水戸《みと》　長野《ながの》　仙台《せんだい》
宇都宮《うつのみや》　那覇《なは》　さいたま
津《つ》〕

21日目の答え

①精進料理　②お通し　③七草がゆ　④鉄板焼き　⑤まな板　⑥板前　⑦もみじおろし　⑧鰹節　⑨刺身　⑩懐石　⑪あく抜き　⑫湯引き　⑬呼び塩　⑭裏ごし器　⑮割り下　⑯洗い

24日目 干支と十二支

月　日

正解数　／22問

●次の漢字（十干）の訓読みを語群から選んで書きましょう。

1 甲（　　　　　）

2 乙（　　　　　）

3 丙（　　　　　）

4 丁（　　　　　）

5 戊（　　　　　）

6 己（　　　　　）

7 庚（　　　　　）

8 辛（　　　　　）

9 壬（　　　　　）

10 癸（　　　　　）

語群

〔つちのえ　みずのえ　かのと　きのと　みずのと　きのえ　つちのと　ひのと　ひのえ　かのえ〕

●次の漢字（十二支）が表す動物を語群から選んで書きましょう。

11 子《ね》（　　　　　）

12 丑《うし》（　　　　　）

13 寅《とら》（　　　　　）

14 卯《う》（　　　　　）

15 辰《たつ》（　　　　　）

16 巳《み》（　　　　　）

17 午《うま》（　　　　　）

18 未《ひつじ》（　　　　　）

19 申《さる》（　　　　　）

20 酉《とり》（　　　　　）

21 戌《いぬ》（　　　　　）

22 亥《い》（　　　　　）

語群

〔ひつじ　うし　にわとり　ねずみ　うま　うさぎ　いぬ　さる　へび　いのしし　とら　りゅう〕

22日目の答え

①乙武洋匡　②春山茂雄　③片山恭一　④養老孟司　⑤黒柳徹子　⑥穂積隆信　⑦多湖輝　⑧鈴木健二　⑨俵万智
⑩秋本治　⑪藤子・F・不二雄　⑫さいとう・たかを　⑬あだち充　⑭尾田栄一郎　⑮鳥山明　⑯手塚治虫　⑰井上雄彦

25日目 季節や暦

月　日　正解数

●次の季語の季節（春・夏・秋・冬・新年）を書きましょう。

1 初《はつ》日《ひ》の出《で》（　　　）

2 小春日和《こはるびより》（　　　）

3 梅《うめ》（　　　）

4 天《あま》の川《がわ》（　　　）

5 五月雨《さみだれ》（　　　）

6 紫陽花《あじさい》（　　　）

7 夕立《ゆうだち》（　　　）

8 雪合戦《ゆきがっせん》（　　　）

9 紅葉《もみじ》（　　　）

10 木《こ》の芽《め》時《どき》（　　　）

●次のことばを読みましょう。

11 氷雨（　　　）

12 薫風（　　　）

13 麦雨（　　　）

14 梅雨（　　　）

15 青嵐（　　　）

16 春雪（　　　）

17 吹雪（　　　）

18 時雨（　　　）

19 風雪（　　　）

20 春雨（　　　）

23日目の答え

①新潟　②宮崎　③横浜　④大阪　⑤福島　⑥福井　⑦神戸　⑧福岡　⑨鳥取　⑩青森
⑪那覇　⑫水戸　⑬長野　⑭津　⑮松山　⑯仙台　⑰宇都宮　⑱さいたま

26日目 おおみそかとお正月

月　日　正解数　／16問

● 次の説明にあてはまることばを語群から選んで書きましょう。

1 おおみそかの夜《よる》に入浴《にゅうよく》すること。（　　　）

2 餅《もち》をさまざまな具《ぐ》と汁《しる》で煮《に》たもの。（　　　）

3 おおみそかの深夜《しんや》から参拝《さんぱい》に行《い》くこと。（　　　）

4 その年最後《としさいご》の掃除《そうじ》。（　　　）

5 おおみそかの夜《よる》、宮中《きゅうちゅう》で行《おこな》われた悪鬼払《あっきばら》いの行事《ぎょうじ》。（　　　）

6 おおみそかの夜《よる》に食《た》べるそば。（　　　）

7 おおみそかの夜半《やはん》に諸方《しょほう》の寺々《てらでら》で鐘《かね》をつくこと。（　　　）

語群

〔雑煮《ぞうに》　二年参《にねんまい》り　追儺《ついな》
除夜《じょや》の鐘《かね》　年《とし》の湯《ゆ》
年越《としこ》しそば　掃《は》き納《おさ》め〕

● 次の説明にあてはまることばを書きましょう。

8 正月《しょうがつ》に家《いえ》の門口《かどぐち》に立《た》てる飾《かざ》りの松《まつ》。（　　　）

9 五節句《ごせっく》、特《とく》に正月《しょうがつ》に用意《ようい》するごちそう。（　　　）

10 正月《しょうがつ》の祝儀《しゅうぎ》として飲《の》む酒《さけ》。（　　　）

11 新年《しんねん》のお祝《いわ》いの贈《おく》り物《もの》・金品《きんぴん》。（　　　）

12 年《とし》の始《はじ》めに見《み》る夢《ゆめ》。（　　　）

13 新年《しんねん》を祝《いわ》う言葉《ことば》を書《か》いて送《おく》る書状《しょじょう》。（　　　）

14 新年《しんねん》に初《はじ》めて毛筆《もうひつ》で字《じ》を書《か》くこと。（　　　）

15 正月《しょうがつ》に神仏《しんぶつ》に供《そな》える平《ひら》たい円形《えんけい》の餅《もち》。（　　　）

16 元旦《がんたん》の日《ひ》の出《で》。（　　　）

24日目の答え

①きのえ　②きのと　③ひのえ　④ひのと　⑤つちのえ　⑥つちのと　⑦かのえ　⑧かのと　⑨みずのえ　⑩みずのと
⑪ねずみ　⑫うし　⑬とら　⑭うさぎ　⑮りゅう　⑯へび　⑰うま　⑱ひつじ　⑲さる　⑳にわとり　㉑いぬ　㉒いのしし

27日目 おもてなしの日本語

月　日　正解数

●（　）にあてはまることばを語群から選んで書きましょう。

1 （　　　　）お越《こ》しくださいました。

2 どうぞ、（　　　　）なってお待《ま》ちください。

3 （　　　　）お待《ま》たせいたしました。

4 あいにくのお天気《てんき》ですが、（　　　　）は大丈夫《だいじょうぶ》でしたか。

5 ほんの（　　　　）の品《しな》ですが。

6 お食事《しょくじ》を用意《ようい》いたしました。（　　　　）ください。

7 （　　　　）でございますが、これでのどをうるおしてください。

8 お飲《の》み物《もの》を（　　　　）しましょうか。

9 （　　　　）でございますが、どうぞお召《め》し上《あ》がりください。

10 コーヒーのお代《か》わりは（　　　　）でしょうか。

11 いろいろ、（　　　　）いただきありがとうございます。

12 （　　　　）で恐縮《きょうしゅく》ですが、おつまみください。

13 （　　　　）いただいていますでしょうか。

14 （　　　　）の方々《かたがた》に、ご挨拶《あいさつ》をお願《ねが》いいたします。

15 長時間《ちょうじかん》の（　　　　）、まことにありがとうございました。

16 ただいま開店記念《かいてんきねん》の（　　　　）を、お配《くば》りしております。

語群

〔お持《も》たせ　お召《め》し上《あ》がり
粗茶《そちゃ》　ようこそ　ご清聴《せいちょう》
いかが　お掛《か》けに　お気遣《きづか》い
お口汚《くちよご》し　粗品《そしな》　お足元《あしもと》
来賓《らいひん》　お作《つく》り　長《なが》らく
心《こころ》ばかり　おくつろぎ〕

25日目の答え

①新年　②冬　③春　④秋　⑤夏　⑥夏　⑦夏　⑧冬　⑨秋　⑩春
⑪ひさめ　⑫くんぷう　⑬ばくう　⑭つゆ（ばいう）　⑮せいらん（あおあらし）　⑯しゅんせつ　⑰ふぶき　⑱しぐれ（じう）
⑲ふうせつ　⑳はるさめ

28日目 すらすら読みたい地名

月　日
正解数　／19問

●次の地名を読みましょう。

1 寒河江（　　　　）（山形県《やまがたけん》）

2 太秦（　　　　）（京都府《きょうとふ》）

3 砺波（　　　　）（富山県《とやまけん》）

4 男鹿（　　　　）（秋田県《あきたけん》）

5 箕面（　　　　）（大阪府《おおさかふ》）

6 本牧（　　　　）（神奈川県《かながわけん》）

7 郡上八幡（　　　　）（岐阜県《ぎふけん》）

8 常滑（　　　　）（愛知県《あいちけん》）

9 小歩危（　　　　）（徳島県《とくしまけん》）

10 直方（　　　　）（福岡県《ふくおかけん》）

●次の沖縄の地名を語群から選んで書きましょう。

11 今帰仁（　　　　）

12 読谷（　　　　）

13 西表島（　　　　）

14 慶良間列島（　　　　）

15 城辺（　　　　）

16 喜屋武岬（　　　　）

17 粟国島（　　　　）

18 伊平屋島（　　　　）

19 辺戸岬（　　　　）

語群
〔いりおもてじま　よみたん
けらまれっとう　あぐにじま
いへやじま　きゃんみさき
へどみさき　なきじん
ぐすくべ〕

26日目の答え

①年の湯　②雑煮　③二年参り　④掃き納め　⑤追儺　⑥年越しそば　⑦除夜の鐘
⑧門松　⑨おせち（御節）（料理）　⑩（お）とそ（屠蘇）　⑪お年玉　⑫初夢　⑬年賀状　⑭書き初め　⑮鏡餅　⑯初日の出

29日目 日本の名作漫画

月　日

正解数

●次の作者の作品を語群から選んで書きましょう。

1 いしいひさいち（　　）

2 高森朝雄《たかもりあさお》・ちばてつや（　　）

3 萩尾望都《はぎおもと》（　　）

4 赤塚不二夫《あかつかふじお》（　　）

5 江口寿史《えぐちひさし》（　　）

6 山上《やまがみ》たつひこ（　　）

7 みつはしちかこ（　　）

語群

〔天才《てんさい》バカボン　がきデカ
あしたのジョー　ポーの一族《いちぞく》
小《ちい》さな恋《こい》のものがたり
がんばれ!!タブチくん!!
ストップ!!ひばりくん!〕

●次のアニメの原作者を語群から選んで書きましょう。

8 美少女戦士《びしょうじょせんし》セーラームーン（　　）

9 アタックNo.1（　　）

10 銀河鉄道《ぎんがてつどう》999《スリーナイン》（　　）

11 どろろ（　　）

12 ベルサイユのばら（　　）

13 ちびまる子《こ》ちゃん（　　）

14 AKIRA（　　）

語群

〔武内直子《たけうちなおこ》　大友克洋《おおともかつひろ》
池田理代子《いけだりよこ》　浦野千賀子《うらのちかこ》
さくらももこ　手塚治虫《てづかおさむ》
松本零士《まつもとれいじ》〕

27日目の答え

①ようこそ　②お掛けに　③長らく　④お足元　⑤心ばかり　⑥お召し上がり　⑦粗茶　⑧お作り　⑨お口汚し　⑩いかが
⑪お気遣い　⑫お持たせ　⑬おくつろぎ　⑭来賓　⑮ご清聴　⑯粗品

30日目

現代のカタカナことば

月　日　正解数　／16問

●次の意味を表すカタカナことばを語群から選んで書きましょう。

1 法令《ほうれい》や規則《きそく》を守《まも》ること。
（　　　　　）

2 ある分野《ぶんや》に関《かん》する知識《ちしき》・能力《のうりょく》。
（　　　　　）

3 査定《さてい》。評価《ひょうか》。
（　　　　　）

4 企業《きぎょう》の上級管理者《じょうきゅうかんりしゃ》。
（　　　　　）

5 一般《いっぱん》の人々《ひとびと》の意見《いけん》や考《かんが》え。
（　　　　　）

6 隠喩《いんゆ》。暗喩《あんゆ》。
（　　　　　）

7 生物体《せいぶつたい》をエネルギー源《げん》に利用《りよう》すること。
（　　　　　）

8 ファッションや経済《けいざい》の傾向《けいこう》。
（　　　　　）

語群
〔メタファー　リテラシー
オピニオン　エグゼクティブ
アセスメント　トレンド
バイオマス
コンプライアンス〕

●次の意味を表すファッション用語を語群から選んで書きましょう。

9 商品《しょうひん》を企画《きかく》・開発《かいはつ》し、作《つく》り上《あ》げる活動《かつどう》のこと。
（　　　　　）

10 羊《ひつじ》からとれる繊維《せんい》。
（　　　　　）

11 その人《ひと》の持《も》っている衣装《いしょう》。衣装《いしょう》の全体《ぜんたい》。
（　　　　　）

12 服装《ふくそう》・衣服《いふく》の総称《そうしょう》。
（　　　　　）

13 羽毛《うもう》が入《はい》った防寒着《ぼうかんぎ》。
（　　　　　）

14 ゴム底《ぞこ》の靴《くつ》。
（　　　　　）

15 服装《ふくそう》にこだわり、おしゃれな雰《ふん》囲気《いき》を指《さ》す。
（　　　　　）

16 男性用《だんせいよう》の礼服《れいふく》のひとつ。
（　　　　　）

語群
〔ウール　タキシード
ダウン・ジャケット
ワードローブ　ラバーソール
ドレッシー　アパレル
マーチャンダイジング〕

28日目の答え

①さがえ　②うずまさ　③となみ　④おが　⑤みのお　⑥ほんもく　⑦ぐじょうはちまん　⑧とこなめ　⑨こぼけ　⑩のおがた
⑪なきじん　⑫よみたん　⑬いりおもてじま　⑭けらまれっとう　⑮ぐすくべ　⑯きゃんみさき　⑰あぐにじま　⑱いへやじま
⑲へどみさき

31日目 日本の習わし

月　日

正解数

●次の説明にあてはまることばを語群から選んで書きましょう。

1 婚約《こんやく》が成立《せいりつ》した証《あかし》に金品《きんぴん》を取《と》り交《か》わすこと。（　　　）

2 数《かぞ》え年六十一歳《どしろくじゅういっさい》になったことを祝《いわ》う儀式《ぎしき》。（　　　）

3 暑中《しょちゅう》に知《し》り合《あ》いの安否《あんぴ》を問《と》うこと。その手紙《てがみ》。（　　　）

4 災難《さいなん》にあうことが多《おお》いとされる年齢《ねんれい》。（　　　）

5 立春《りっしゅん》の前日《ぜんじつ》。豆《まめ》まきなどの習慣《しゅうかん》がある。（　　　）

6 春分《しゅんぶん》・秋分《しゅうぶん》の日《ひ》の前後七日間《ぜんごなのかかん》。（　　　）

7 子供《こども》が生《う》まれてから初《はじ》めて産土神《うぶすながみ》に参拝《さんぱい》すること。（　　　）

8 五節句《ごせっく》の一《ひと》つで、七月七日《しちがつなのか》に行《おこな》う星祭《ほしまつ》りの行事《ぎょうじ》。（　　　）

9 年末《ねんまつ》に、世話《せわ》になった人《ひと》などに贈《おく》り物《もの》をすること。（　　　）

10 陰暦八月十五日《いんれきはちがつじゅうごにち》の夜《よる》。月見《つきみ》などで月《つき》を祭《まつ》る。（　　　）

11 春《はる》、桜《さくら》の花《はな》を眺《なが》めて、遊《あそ》び楽《たの》しむこと。（　　　）

12 妊娠五《にんしんご》か月目《げつめ》の戌《いぬ》の日《ひ》に安産《あんざん》を祈《いの》って岩田帯《いわたおび》を付《つ》ける祝《いわ》い。（　　　）

13 正月七日《しょうがつなのか》に春《はる》の七草《ななくさ》を入《い》れて炊《た》いたかゆ。（　　　）

14 子供《こども》の成長《せいちょう》を祝《いわ》い、神社《じんじゃ》などに参《まい》る行事《ぎょうじ》。（　　　）

15 五月五日《ごがついつか》の節句《せっく》。ちまきを食《た》べたりして邪気《じゃき》を払《はら》う。（　　　）

16 成人《せいじん》の日《ひ》に、成人《せいじん》に達《たっ》した人《ひと》を祝《いわ》う儀式《ぎしき》。（　　　）

語群

〔厄年《やくどし》　十五夜《じゅうごや》　端午《たんご》の節句《せっく》
歳暮《せいぼ》　暑中見舞《しょちゅうみま》い　七夕《たなばた》
還暦《かんれき》　節分《せつぶん》　七草《ななくさ》がゆ　彼岸《ひがん》
宮参《みやまい》り　花見《はなみ》　帯祝《おびいわ》い　結納《ゆいのう》
七五三《しちごさん》　成人式《せいじんしき》〕

29日目の答え

①がんばれ!!タブチくん!!　②あしたのジョー　③ポーの一族　④天才バカボン　⑤ストップ!!ひばりくん！　⑥がきデカ

32日目 よく聞く気象用語

月　日
正解数　／18問

●次の漢字を読みましょう。

1 熱帯低気圧（　　　　）
熱帯や亜熱帯地方に発生する低気圧の総称。風の弱いものから台風、ハリケーンのような強いものまである。

2 西高東低（　　　　）
日本付近から見て、西が高く東が低い気圧配置。冬の時期、典型的に現れる。

3 梅雨前線（　　　　）
春から夏にかけて、日本から中国大陸付近に出現する停滞前線で、一般的には、沖縄地方から東北地方へゆっくり北上する。

4 秋雨前線（　　　　）
夏から秋にかけて長雨をもたらす停滞前線。

5 暴風域（　　　　）
台風の周りで、平均風速二十五m／s以上の風が吹いているか、もしくは地形の影響などがない場合に、吹く可能性のある領域。

6 温帯低気圧（　　　　）
温帯から高緯度に発生する低気圧のこと。温暖前線や寒冷前線をともなうことが多い。

7 局地的大雨（　　　　）
狭い地域で、数十分に数十mmの激しい雨が降る現象。

8 積乱雲（　　　　）
夏に多く発生する、そびえ立つ山のような形の雲。入道雲。

9 真冬日（　　　　）
一日の最高気温が0度未満の日。

10 真夏日（　　　　）
一日の最高気温が三十度以上の日。

11 猛暑日（　　　　）
一日の最高気温が三十五度以上の日。

12 熱帯夜（　　　　）
最低気温が二十五度以上の夜。

13 移動性高気圧（　　　　）
温帯低気圧と交互に東に移動していく高気圧。春と秋に多く現れる。

14 寒気団（　　　　）
相対的に寒冷な気団（広範囲にわたり、気温や水蒸気量がほぼ一定の空気の塊）。

15 気圧配置（　　　　）
高気圧、低気圧、前線などの位置関係のこと。

16 暖気移流（　　　　）
暖気団側から寒気団側へ向かって風が吹き、温暖な塊が、寒気に覆われていた地域に流れること。

17 台風（　　　　）
北西太平洋に存在する熱帯低気圧のうち、最大風速が十七m／s（34ノット、風力8）以上のもの。

18 等圧線（　　　　）
天気図上で、気圧の同じところを結んだ線。

30日目の答え

①コンプライアンス　②リテラシー　③アセスメント　④エグゼクティブ　⑤オピニオン　⑥メタファー　⑦バイオマス　⑧トレンド　⑨マーチャンダイジング　⑩ウール　⑪ワードローブ　⑫アパレル　⑬ダウン・ジャケット　⑭ラバーソール　⑮ドレッシー　⑯タキシード

33日目 就職や転職、退職

月　日

正解数　／

●次の説明にあてはまることばを語群から選んで書きましょう。

1 新卒《しんそつ》入社《にゅうしゃ》後《ご》三年《さんねん》以内《いない》に再《ふたた》び就職《しゅうしょく》活動《かつどう》をする人《ひと》。（　　）

2 毎年《まいとし》契約《けいやく》更改《こうかい》し、成果《せいか》に応《おう》じて年収《ねんしゅう》を決《き》める制度《せいど》。（　　）

3 企業《きぎょう》が販売《はんばい》促進《そくしん》のために支給《しきゅう》する奨励金《しょうれいきん》。（　　）

4 諸手当《しょてあて》を除《のぞ》いた、賃金《ちんぎん》の基本的《きほんてき》な部分《ぶぶん》。（　　）

5 使用者《しようしゃ》が従業員《じゅうぎょういん》の労働《ろうどう》条件《じょうけん》や規律《きりつ》を定《さだ》めた規則《きそく》。（　　）

6 本採用《ほんさいよう》の前《まえ》に、試《こころ》みに雇用《こよう》する期間《きかん》。（　　）

7 労働者《ろうどうしゃ》の能力《のうりょく》に応《おう》じて賃金《ちんぎん》が支《し》払《はら》われる制度《せいど》。（　　）

8 出《しゅつ》・退社《たいしゃ》時刻《じこく》を従業員《じゅうぎょういん》がある範《はん》囲内《いない》で決《き》められる制度《せいど》。（　　）

9 自分《じぶん》から職《しょく》をやめること。（　　）

10 学生《がくせい》などを対象《たいしょう》に、実際《じっさい》の職場《しょくば》で働《はたら》く経験《けいけん》をさせること。（　　）

11 売上高《うりあげだか》などの成績《せいせき》に応《おう》じて支給《しきゅう》される給料《きゅうりょう》。（　　）

12 地方《ちほう》から都会《とかい》に出《で》た人《ひと》が出身地《しゅっしんち》に戻《もど》ること。（　　）

13 企業《きぎょう》で総合的《そうごうてき》業務《ぎょうむ》に当《あ》たり、管《かん》理職《りしょく》になりうる職《しょく》。（　　）

14 定年前《ていねんまえ》に、勤務先《きんむさき》と良好《りょうこう》な関係《かんけい》のまま退職《たいしょく》すること。（　　）

15 企業《きぎょう》で、定型的《ていけいてき》な一般《いっぱん》業務《ぎょうむ》にあたる職《しょく》。（　　）

語群
〔基本給《きほんきゅう》　歩合給《ぶあいきゅう》　Uターン
試用期間《しようきかん》　総合職《そうごうしょく》　第二新卒《だいにしんそつ》
インターンシップ　就業規則《しゅうぎょうきそく》
能力給《のうりょくきゅう》　辞職《じしょく》　円満退社《えんまんたいしゃ》
インセンティブ　一般職《いっぱんしょく》
年俸制《ねんぽうせい》　フレックスタイム〕

31日目の答え

①結納　②還暦　③暑中見舞い　④厄年　⑤節分　⑥彼岸　⑦宮参り　⑧七夕　⑨歳暮　⑩十五夜　⑪花見　⑫帯祝い　⑬七草がゆ　⑭七五三　⑮端午の節句　⑯成人式

34日目 宇宙

月　日

正解数　／18問

●次の漢字を読みましょう。

1 重力（　　）
地球上の物体が地球から受ける引力。

2 隕石（　　）
宇宙空間から落ちてきた流星などのかけら。

3 地球外生命体
（　　）
地球以外のところにいるかもしれない生き物。

4 彗星（　　）
太陽系を通る、決まった軌道をもつ、ガスとチリの塊。

5 衛星（　　）
惑星の周りを、公転する天体。

6 素粒子（　　）
物質を構成する最も小さな粒子。

7 星雲（　　）
ガスやチリから成り、輝いている雲のように見える天体。

8 しし座流星群
（　　）
毎年十一月十七日頃に二日間現れる流星群。その正体はテンペル・タットル彗星が撒き散らす塵で、四方八方に飛び出すように見える。

9 宇宙飛行士（　　）
宇宙船などを操縦したり、その中で様々な実験などをする乗組員。

10 銀河団（　　）
引力の相互作用によって互いが繋がっている銀河の集団。

11 天体（　　）
銀河団、恒星、衛星、惑星、彗星などの総称。

12 惑星（　　）
恒星の周囲を公転する星。太陽系では水星、金星、地球などの総称。

13 太陽系（　　）
太陽を中心に運行している天体の集団とそれを包む空間。水星、金星、地球などの惑星とこれに属する衛星など。

14 暗黒物質（　　）
宇宙に存在するとされている未発見の物質。

15 黒点（　　）
太陽の表面に黒っぽい領域として現れるもの。周囲より約一五〇〇度温度が低い。

16 軌道（　　）
惑星や衛星などがたどる特定の道筋。

17 明星（　　）
日の出前の東の空や日没後の西の空に見える金星。

18 月面移動車
（　　）
四駆電池駆動の車で、アポロ15～17号で月面(月の表面)に降ろされた。

32日目の答え

①ねったいていきあつ　②せいこうとうてい　③ばいうぜんせん　④あきさめぜんせん　⑤ぼうふういき　⑥おんたいていきあつ　⑦きょくちてきおおあめ　⑧せきらんうん　⑨まふゆび　⑩まなつび　⑪もうしょび　⑫ねったいや　⑬いどうせいこうきあつ　⑭かんきだん　⑮きあつはいち　⑯だんきいりゅう　⑰たいふう　⑱とうあつせん

35日目 お彼岸やお盆

月　日　正解数　／14問

●次の説明にあてはまることばを語群から選んで書きましょう。

1 お彼岸《ひがん》の初日《しょにち》。（　　　）

2 お彼岸《ひがん》の終《お》わりの日《ひ》。（　　　）

3 彼岸《ひがん》七日《なのか》間《かん》の真《ま》ん中《なか》の日《ひ》。春《しゅん》分《ぶん》・秋分《しゅうぶん》の日《ひ》。（　　　）

4 故人《こじん》の冥福《めいふく》を祈《いの》ってする供養《くよう》。（　　　）

5 お彼岸《ひがん》に仏前《ぶつぜん》に供《そな》える、もち。（　　　）

6 仏前《ぶつぜん》に供《そな》える花《はな》。（　　　）

7 墓《はか》へ参《まい》って拝《おが》むこと。（　　　）

語群
〔仏花《ぶっか》　追善供養《ついぜんくよう》　中日《ちゅうにち》　彼岸明《ひがんあ》け　彼岸《ひがん》の入《い》り　おはぎ（ぼたもち）　墓参《はかまい》り〕

●次の説明にあてはまることばを語群から選んで書きましょう。

8 お盆《ぼん》のころ、精霊《しょうりょう》を迎《むか》え慰《なぐさ》めるために行《おこな》う踊《おど》り。（　　　）

9 お盆《ぼん》に、祖先《そせん》の位牌《いはい》を安置《あんち》し、供物《くもつ》を乗《の》せる棚《たな》。（　　　）

10 お盆《ぼん》の初日《しょにち》に、祖先《そせん》の霊《れい》を迎《むか》えるために焚《た》く火《ひ》。（　　　）

11 お盆最終日《ぼんさいしゅうび》に、祖先《そせん》の霊《れい》を送《おく》るために焚《た》く火《ひ》。（　　　）

12 その人《ひと》が亡《な》くなり初《はじ》めて迎《むか》えるお盆《ぼん》。（　　　）

13 お盆《ぼん》の最後《さいご》の夕方《ゆうがた》、灯籠《とうろう》を川《かわ》や海《うみ》に流《なが》す行事《ぎょうじ》。（　　　）

14 お盆《ぼん》の時期《じき》の休暇《きゅうか》。（　　　）

語群
〔精霊棚《しょうりょうだな》　お盆休《ぼんやす》み　送《おく》り火《び》　新盆《にいぼん》　精霊流《しょうりょうなが》し　盆踊《ぼんおど》り　迎《むか》え火《び》〕

33日目の答え

①第二新卒　②年俸制　③インセンティブ　④基本給　⑤就業規則　⑥試用期間　⑦能力給　⑧フレックスタイム　⑨辞職　⑩インターンシップ　⑪歩合給　⑫Uターン　⑬総合職　⑭円満退社　⑮一般職

第2章

日本の
歴史と文化

月　日

正解数　／15問

36日目 歴史上の人物

●次の説明《せつめい》に関係《かんけい》のある人物《じんぶつ》を語群《ごぐん》から選《えら》んで書《か》きましょう。

1 幕末《ばくまつ》維新《いしん》で活躍《かつやく》した明治政府《めいじせいふ》の指導的政治家《しどうてきせいじか》。（　　　）

2 日本最古《にほんさいこ》の女帝《じょてい》。冠位十二階《かんいじゅうにかい》の制定《せいてい》を行《おこな》った。（　　　）

3 鎌倉幕府《かまくらばくふ》の執権《しっけん》。元寇《げんこう》を撃退《げきたい》。（　　　）

4 日本初《にほんはつ》の政党内閣《せいとうないかく》を組織《そしき》し、平《へい》民宰相《みんさいしょう》と呼《よ》ばれた。（　　　）

5 鎌倉時代《かまくらじだい》の仏師《ぶっし》。運慶《うんけい》との共作《きょうさく》、東大寺南大門《とうだいじなんだいもん》の仁王像《におうぞう》が有名《ゆうめい》。（　　　）

6 江戸幕府八代目将軍《えどばくふはちだいめしょうぐん》。享保《きょうほう》の改《かい》革《かく》を行《おこな》った。（　　　）

7 飛鳥時代《あすかじだい》に遣隋使《けんずいし》となった。（　　　）

8 平安時代末期《へいあんじだいまっき》の武将《ぶしょう》。武士《ぶし》初《はつ》の太政大臣《だいじょうだいじん》。（　　　）

9 戦国時代《せんごくじだい》の武将《ぶしょう》。武田信玄《たけだしんげん》と川《かわ》中島《なかじま》で激闘《げきとう》。（　　　）

10 平安時代初期《へいあんじだいしょき》の僧《そう》。真言宗《しんごんしゅう》の開《かい》祖《そ》。（　　　）

11 安土桃山時代《あづちももやまじだい》の茶人《ちゃじん》。茶道《さどう》の代《だい》表格《ひょうかく》。（　　　）

12 吉田茂《よしだしげる》のライバル。総理大臣《そうりだいじん》として日《にっ》ソ国交回復《こっこうかいふく》を実現《じつげん》。（　　　）

13 織田信長《おだのぶなが》に仕《つか》え、豊臣秀吉《とよとみひでよし》との戦《たたか》いに敗《やぶ》れ、自害《じがい》。（　　　）

14 室町幕府初代将軍《むろまちばくふしょだいしょうぐん》。征夷大将軍《せいいたいしょうぐん》。（　　　）

15 幕末《ばくまつ》の志士《しし》で土佐藩士《とさはんし》。海援隊《かいえんたい》を組織《そしき》。大政奉還《たいせいほうかん》に尽力《じんりょく》。（　　　）

語群

〔坂本龍馬《さかもとりょうま》　大久保利通《おおくぼとしみち》
上杉謙信《うえすぎけんしん》　推古天皇《すいこてんのう》　快慶《かいけい》
原敬《はらたかし》　鳩山一郎《はとやまいちろう》　平清盛《たいらのきよもり》
足利尊氏《あしかがたかうじ》　空海《くうかい》　小野妹子《おののいもこ》
千利休《せんのりきゅう》　柴田勝家《しばたかついえ》
徳川吉宗《とくがわよしむね》　北条時宗《ほうじょうときむね》〕

34日目の答え

①じゅうりょく　②いんせき　③ちきゅうがいせいめいたい　④すいせい　⑤えいせい　⑥そりゅうし　⑦せいうん
⑧ざりゅうせいぐん　⑨うちゅうひこうし　⑩ぎんがだん　⑪てんたい　⑫わくせい　⑬たいようけい　⑭あんこくぶっしつ
⑮こくてん　⑯きどう　⑰みょうじょう　⑱げつめんいどうしゃ

37日目 古典文学作品

月　日

正解数　／18問

●次の文学作品のタイトルの読みを書きましょう。

1 義経記（　　　　　）
源義経やその主従の活躍を描いた軍記物語。

2 伊曽保物語（　　　　　）
イソップ物語の翻訳版。

3 国性爺合戦（　　　　　）
近松門左衛門による人形浄瑠璃。

4 枕草子（　　　　　）
平安中期に活躍した清少納言の随筆。

5 小倉百人一首
（　　　　　）
藤原定家が百人の歌人から一人一首ずつ選んだ秀歌集。

6 好色一代男（　　　　　）
井原西鶴の処女作である浮世草子。

7 玉勝間（　　　　　）
本居宣長の人生観や文学観などが示された随筆集。

8 更級日記（　　　　　）
平安中期に書かれた菅原孝標女《たかすえのむすめ》の日記。

9 竹取物語（　　　　　）
平安初期に完成された現存する最古の物語。

10 東海道中膝栗毛
（　　　　　）
江戸後期、十返舎一九が作った滑稽本。

11 沙石集（　　　　　）
仮名まじり文で書かれた仏教説話集。

12 醒睡笑（　　　　　）
江戸初期の笑話集。作品名は「眠り（睡）を覚まして（醒）笑う」の意。

13 和泉式部日記
（　　　　　）
和泉式部が敦道《あつみち》親王との恋愛を書き記した日記。

14 御伽草子（　　　　　）
室町時代から江戸初期にかけての空想的・童話的・教訓的な内容の作品群。

15 古今著聞集
（　　　　　）
鎌倉時代中期の説話集。二十巻、約七〇〇話を収録。

16 風土記（　　　　　）
奈良時代に書かれた最古の地誌。

17 風姿花伝（　　　　　）
世《ぜ》阿《あ》弥《み》が最初に記した能楽書。

18 十六夜日記（　　　　　）
阿《あ》仏《ぶつ》尼《に》の旅日記。鎌倉中期の作品。

35日目の答え

①彼岸の入り　②彼岸明け　③中日　④追善供養　⑤おはぎ（ぼたもち）　⑥仏花　⑦墓参り　⑧盆踊り　⑨精霊棚　⑩迎え火　⑪送り火　⑫新盆　⑬精霊流し　⑭お盆休み

38日目 戦国時代のできごと

月　日　正解数　／15問

●次の説明にあてはまるものを語群から選んで書きましょう。

1 織《お》田《だ》信長《のぶなが》が今川義元《いまがわよしもと》を破《やぶ》った戦《たたか》い。（　　　）

2 キリシタン大名《だいみょう》の大村純忠《おおむらすみただ》がローマに遣《つか》わした使節《しせつ》。（　　　）

3 足利家《あしかがけ》の跡継《あとつ》ぎ争《あらそ》いなどをきっかけに、京都《きょうと》を中心《ちゅうしん》に起《お》きた大《たい》乱《らん》。（　　　）

4 織《お》田《だ》信長《のぶなが》が比叡山《ひえいざん》にある天台宗《てんだいしゅう》の総本山《そうほんざん》に火《ひ》をかけた事件《じけん》。（　　　）

5 上杉謙信《うえすぎけんしん》と武田信玄《たけだしんげん》が数度《すうど》にわたって行《おこな》った戦《たたか》い。（　　　）

6 ポルトガル人《じん》が種子島《たねがしま》に伝《つた》えたもの。（　　　）

7 刀剣《とうけん》などの武器《ぶき》を没収《ぼっしゅう》すること。（　　　）

8 毛利家《もうりけ》台頭《たいとう》のきっかけになった戦《たたか》い。（　　　）

語群
〔川中島《かわなかじま》の戦《たたか》い　応仁《おうにん》の乱《らん》
厳島《いつくしま》の戦《たたか》い　鉄砲《てっぽう》
桶狭間《おけはざま》の戦《たたか》い　天正遣欧使節《てんしょうけんおうしせつ》
延暦寺《えんりゃくじ》焼《や》き討《う》ち　刀狩《かたながり》〕

●次の説明にあてはまる人物を語群から選んで書きましょう。

9 日本《にほん》にキリスト教《きょう》を伝《つた》えた。（　　　）

10 織《お》田《だ》信長《のぶなが》に仕《つか》え、のち豊臣秀吉《とよとみひでよし》の五奉行《ごぶぎょう》の一人になった。（　　　）

11 関《せき》ケ原《がはら》の戦《たたか》いで大勝《たいしょう》し、征夷大《せいいたい》将軍《しょうぐん》になった。（　　　）

12 織《お》田《だ》信長《のぶなが》の妹《いもうと》で、浅井長政《あざいながまさ》の正《せい》室《しつ》、柴田勝家《しばたかついえ》の後妻《ごさい》。（　　　）

13 足軽《あしがる》として織《お》田《だ》信長《のぶなが》に仕《つか》え、天《てん》下《か》統一《とういつ》を果《は》たす。（　　　）

14 斎藤道三《さいとうどうさん》の娘《むすめ》で、織《お》田《だ》信長《のぶなが》の正《せい》室《しつ》。（　　　）

15 阿国《おくに》歌舞伎《かぶき》の創始者《そうししゃ》にして、歌《か》舞《ぶ》伎《き》芝居《しばい》の祖《そ》といわれる。（　　　）

語群
〔徳川家康《とくがわいえやす》　出雲阿国《いずものおくに》
豊臣秀吉《とよとみひでよし》　濃姫《のうひめ》
浅野長政《あさのながまさ》　お市《いち》の方《かた》
フランシスコ＝ザビエル〕

36日目の答え

①大久保利通　②推古天皇　③北条時宗　④原敬　⑤快慶　⑥徳川吉宗　⑦小野妹子　⑧平清盛　⑨上杉謙信　⑩空海　⑪千利休　⑫鳩山一郎　⑬柴田勝家　⑭足利尊氏　⑮坂本龍馬

39日目

能・狂言にまつわることば

月　日　正解数　／15問

● 次の説明にあてはまることばを語群から選んで書きましょう。

1 能《のう》や狂言《きょうげん》の主役《しゅやく》。（　　　）

2 能《のう》や狂言《きょうげん》で、同《おな》じ役《やく》まわりで一《いち》団《だん》となって演技《えんぎ》をする端役《はやく》。（　　　）

3 能《のう》の楽器隊《がっきたい》。（　　　）

4 能《のう》や狂言《きょうげん》で、演者《えんじゃ》がまず自己《じこ》紹《しょう》介《かい》をすること。（　　　）

5 能《のう》で、シテの相手役《あいてやく》。（　　　）

6 舞台《ぶたい》の後方《こうほう》に控《ひか》え、進行《しんこう》を見守《みまも》る人《ひと》。（　　　）

7 能《のう》で、シテ・ワキに連《つ》れ添《そ》って助演《じょえん》する人《ひと》。（　　　）

8 狂言《きょうげん》のワキ役《やく》。（　　　）

9 能《のう》のコーラス隊《たい》。（　　　）

語群
〔後見《こうけん》　ツレ　立衆《たちしゅう》　ワキ
地謡《じうたい》　囃子《はやし》　アド　シテ
名乗《なの》り〕

● （　）にあてはまることばを語群から選んで書きましょう。

10 （　　　）回《まわ》し
陰から物事の進行を行う人のたとえ。

11 （　　　）が揃《そろ》う
必要な関係者がすべて揃うこと。

12 （　　　）に付《つ》く
態度や服装、動きなどがその人にぴったり合っていること。

13 狂言《きょうげん》（　　　）
自分が着服した金品を、ぬすまれたようにふるまうこと。

14 芸《げい》は身《み》を（　　　）
一芸に秀《ひい》でていると、いざというときの助けとなる。

15 果報《かほう》（　　　）
幸せもの。

語群
〔板《いた》　狂言《きょうげん》　助《たす》く　者《もの》
強盗《ごうとう》　役者《やくしゃ》〕

37日目の答え

①ぎけいき　②いそほものがたり　③こくせんやかっせん　④まくらのそうし　⑤おぐらひゃくにんいっしゅ
⑥こうしょくいちだいおとこ　⑦たまかつま（たまがつま）　⑧さらしなにっき　⑨たけとりものがたり
⑩とうかいどうちゅうひざくりげ　⑪しゃせきしゅう（させきしゅう）　⑫せいすいしょう　⑬いずみしきぶにっき（いずみしきぶにき）
⑭おとぎぞうし　⑮ここんちょもんじゅう　⑯ふどき　⑰ふうしかでん　⑱いざよいにっき（いざよいにき）

40日目 江戸時代のできごと

月　日

正解数

●次の説明に関係のある人物を語群から選んで書きましょう。

1 大坂《おおさか》冬《ふゆ》の陣《じん》で徳川《とくがわ》の軍《ぐん》を悩《なや》ませ、夏《なつ》の陣《じん》で戦死《せんし》。（　　　）

2 幕末《ばくまつ》の新撰組《しんせんぐみ》の局長《きょくちょう》。（　　　）

3 キリシタン大名《だいみょう》の一人《ひとり》。禁教令《きんきょうれい》により追放《ついほう》された。（　　　）

4 慶長遣欧使節《けいちょうけんおうしせつ》の一人《ひとり》として、ローマに赴《おもむ》いた。（　　　）

5 江戸《えど》中期《ちゅうき》、側用人《そばようにん》から老中《ろうじゅう》に。幕府《ばくふ》の財政《ざいせい》立《た》て直《なお》しを図《はか》ったが、飢饉《ききん》などで果《は》たせず失脚《しっきゃく》。（　　　）

6 儒教主義《じゅきょうしゅぎ》による文治政治《ぶんちせいじ》を行《おこな》い、正徳《しょうとく》の治《ち》といわれた。（　　　）

7 動物《どうぶつ》を大切《たいせつ》にするあまり、生類《しょうるい》憐《あわれ》みの令《れい》を発《はっ》した。（　　　）

語群
〔近藤勇《こんどういさみ》　高山右近《たかやまうこん》
支倉常長《はせくらつねなが》　徳川綱吉《とくがわつなよし》
新井白石《あらいはくせき》　真田幸村《さなだゆきむら》
田沼意次《たぬまおきつぐ》〕

●次の説明に関係のある事項を語群から選んで書きましょう。

8 徳川吉宗《とくがわよしむね》が行《おこな》った幕政改革《ばくせいかいかく》。目《め》安箱《やすばこ》の設置《せっち》などの政策《せいさく》を行《おこな》った。（　　　）

9 老中《ろうじゅう》・松平定信《まつだいらさだのぶ》が担当《たんとう》した改革《かいかく》。農民《のうみん》の出稼《でかせ》ぎ制限《せいげん》、朱子学《しゅしがく》の振興《しんこう》を図《はか》るなどした。（　　　）

10 老中《ろうじゅう》・水野忠邦《みずのただくに》が行《おこな》った改革《かいかく》。倹約《けんやく》を掲《かか》げた。（　　　）

11 大石内蔵助《おおいしくらのすけ》ら四十七人が浅野内匠頭《あさのたくみのかみ》の仇《かたき》を討《う》った。（　　　）

12 江戸後期《えどこうき》の儒学者《じゅがくしゃ》が貧民救済《ひんみんきゅうさい》のために起《お》こした乱《らん》。（　　　）

13 戊辰戦争《ぼしんせんそう》の開始《かいし》を告《つ》げる戦《たたか》い。旧幕府軍《きゅうばくふぐん》と新政府軍《しんせいふぐん》が衝突《しょうとつ》した。（　　　）

語群
〔鳥羽《とば》・伏見《ふしみ》の戦《たたか》い
寛政《かんせい》の改革《かいかく》　享保《きょうほう》の改革《かいかく》
大塩平八郎《おおしおへいはちろう》の乱《らん》　赤穂事件《あこうじけん》
天保《てんぽう》の改革《かいかく》〕

38日目の答え

①桶狭間の戦い　②天正遣欧使節　③応仁の乱　④延暦寺焼き討ち　⑤川中島の戦い　⑥鉄砲　⑦刀狩　⑧厳島の戦い
⑨フランシスコ＝ザビエル　⑩浅野長政　⑪徳川家康　⑫お市の方　⑬豊臣秀吉　⑭濃姫　⑮出雲阿国

41日目

これだけは知っておきたい歴史

月　日　正解数　／16問

次の説明にあてはまるものを語群から選んで書きましょう。

1 東大寺大仏《とうだいじだいぶつ》の造営《ぞうえい》の勧進《かんじん》を行《おこな》った僧《そう》。（　　）

2 将軍《しょうぐん》と主従関係《しゅじゅうかんけい》を結《むす》んだ武士《ぶし》。（　　）

3 中大兄皇子《なかのおおえのおうじ》らが行《おこな》った政治改革《せいじかいかく》。（　　）

4 聖徳太子《しょうとくたいし》が制定《せいてい》。役人《やくにん》の守《まも》るべき心得《こころえ》。（　　）

5 摂政《せっしょう》や関白《かんぱく》となって政治《せいじ》をとるやり方《かた》。（　　）

6 平家一門《へいけいちもん》の盛衰《せいすい》を描《えが》いた軍記物語《ぐんきものがたり》。（　　）

7 征夷大将軍《せいいたいしょうぐん》となり、鎌倉《かまくら》に幕府《ばくふ》を開《ひら》いた。（　　）

8 古墳《こふん》の周《まわ》りに置《お》かれた、土《つち》を焼《や》いて作《つく》ったやきもの。（　　）

9 東大寺《とうだいじ》にある、聖武天皇《しょうむてんのう》の遺品《いひん》を納《おさ》めた建物《たてもの》。（　　）

10 かつて日本最初《にほんさいしょ》の貨幣《かへい》といわれていたもの。（　　）

11 足利義満《あしかがよしみつ》が始《はじ》めた、合《あ》い札使用《ふだしよう》の明《みん》との貿易《ぼうえき》。（　　）

12 中国《ちゅうごく》の歴史書《れきししょ》にある、卑弥呼《ひみこ》が治《おさ》める国《くに》。（　　）

13 藤原頼通《ふじわらのよりみち》が宇治《うじ》に建《た》てた寺《てら》の阿弥陀堂《あみだどう》。（　　）

14 皇統《こうとう》が南朝《なんちょう》と北朝《ほくちょう》に分《わ》かれ、並《なら》び立《た》った時代《じだい》。（　　）

15 推古天皇《すいこてんのう》の摂政《せっしょう》になり、仏教《ぶっきょう》を取《と》り入《い》れた。（　　）

16 前《まえ》が四角《しかく》で後《うし》ろが円形《えんけい》の古墳《こふん》。（　　）

語群

〔聖徳太子《しょうとくたいし》　勘合貿易《かんごうぼうえき》　和同開珎《わどうかいちん(ほう)》　御家人《ごけにん》　前方後円墳《ぜんぽうこうえんふん》
大化《たいか》の改新《かいしん》　摂関政治《せっかんせいじ》　行基《ぎょうぎ(き)》　はにわ　正倉院《しょうそういん》
平等院鳳凰堂《びょうどういんほうおうどう》　南北朝時代《なんぼくちょうじだい》　邪馬台国《やまたいこく》　源頼朝《みなもとのよりとも》
十七条憲法《じゅうしちじょうけんぽう》　平家物語《へいけものがたり》〕

39日目の答え

①シテ　②立衆　③囃子　④名乗り　⑤ワキ　⑥後見　⑦ツレ　⑧アド　⑨地謡　⑩狂言　⑪役者　⑫板　⑬強盗　⑭助く　⑮者

42日目 覚えておきたい日本の名画

月　日

正解数

●□にあてはまる漢字を書きましょう。

1 天《あまの》□《はし》□《だて》図《ず》　雪舟《せっしゅう》

2 □《れい》□《こ》像《ぞう》　岸田劉生《きしだりゅうせい》

3 富嶽《ふがく》□《さん》□《じゅう》□《ろっ》景《けい》　葛飾北斎《かつしかほくさい》

4 □《み》□《かえ》り美人図《びじんず》　菱川師宣《ひしかわもろのぶ》

5 生々《せいせい》□《る》□《てん》　横山大観《よこやまたいかん》

6 □《しょう》□《りん》図屏風《ずびょうぶ》　長谷川等伯《はせがわとうはく》

7 パリ□《ふう》□《けい》　藤田嗣治《ふじたつぐはる》

8 □《いち》□《かわ》鰕蔵《えびぞう》の□《たけ》□《むら》定之進《さだのしん》　東洲斎写楽《とうしゅうさいしゃらく》

9 □《こう》□《はく》梅図屏風《ばいずびょうぶ》　尾形光琳《おがたこうりん》

10 □《とう》□《かい》□《どう》五十三次《ごじゅうさんつぎ》　歌川広重《うたがわひろしげ》

11 ガス灯《とう》と□《こう》□《こく》　佐伯祐三《さえきゆうぞう》

12 □《ふう》神《じん》□《らい》神図屏風《じんずびょうぶ》　俵屋宗達《たわらやそうたつ》

13 楼閣《ろうかく》□《さん》□《すい》図屏風《ずびょうぶ》　池大雅《いけのたいが》

14 □《ちょう》獣戯《じゅうぎ》□《が》　未詳《みしょう》

15 当時全盛《とうじぜんせい》□《び》□《じん》揃《ぞろい》　喜多川歌麿《きたがわうたまろ》

16 二菩薩釈迦十大《にぼさつしゃかじゅうだい》□《で》□《し》　棟方志功《むなかたしこう》

17 唐《から》□《じ》□《し》図屏風《ずびょうぶ》　狩野永徳《かのうえいとく》

18 □《ざ》□《しき》八景《はっけい》　鈴木春信《すずきはるのぶ》

40日目の答え

①真田幸村　②近藤勇　③高山右近　④支倉常長　⑤田沼意次　⑥新井白石　⑦徳川綱吉

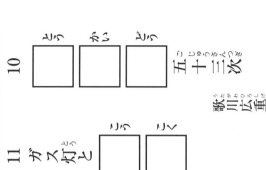

43日目 歴史上の地名

月　日

正解数　／20問

次の地名の読みを書きましょう。

1 紫香楽（　　　）（滋《し》賀《が》県《けん》）

2 難波津（　　　）（大《おお》阪《さか》府《ふ》）

3 駿府（　　　）（静《しず》岡《おか》県《けん》）

4 桶狭間（　　　）（愛《あい》知《ち》県《けん》）

5 比叡山（　　　）（京《きょう》都《と》府《ふ》・滋《し》賀《が》県《けん》）

6 室町（　　　）（京《きょう》都《と》府《ふ》）

7 倶利伽羅峠（　　　）（富《と》山《やま》県《けん》・石《いし》川《かわ》県《けん》）

8 出雲（　　　）（島《しま》根《ね》県《けん》）

9 勿来（　　　）（福《ふく》島《しま》県《けん》）

10 大宰府（　　　）（福《ふく》岡《おか》県《けん》）

11 対馬（　　　）（長《なが》崎《さき》県《けん》）

12 平戸（　　　）（長《なが》崎《さき》県《けん》）

13 伏見（　　　）（京《きょう》都《と》府《ふ》）

14 隠岐（　　　）（島《しま》根《ね》県《けん》）

15 腰越（　　　）（神《か》奈《な》川《がわ》県《けん》）

16 志賀島（　　　）（福《ふく》岡《おか》県《けん》）

17 堺（　　　）（大《おお》阪《さか》府《ふ》）

18 種子島（　　　）（鹿《か》児《ご》島《しま》県《けん》）

19 清洲（　　　）（愛《あい》知《ち》県《けん》）

20 六波羅（　　　）（京《きょう》都《と》府《ふ》）

41日目の答え

①行基　②御家人　③大化の改新　④十七条憲法　⑤摂関政治　⑥平家物語　⑦源頼朝　⑧はにわ　⑨正倉院
⑩和同開珎　⑪勘合貿易　⑫邪馬台国　⑬平等院鳳凰堂　⑭南北朝時代　⑮聖徳太子　⑯前方後円墳

44日目 有名な神社仏閣

●次の説明にあてはまるものを語群から選んで書きましょう。

1 三重県伊勢市《みえけんいせし》にある皇室《こうしつ》の宗廟《そうびょう》。（　　）

2 奈良市《ならし》にある華厳宗総本山《けごんしゅうそうほんざん》。本尊《ほんぞん》は奈良《なら》の大仏《だいぶつ》。（　　）

3 岩手県《いわてけん》にある天台宗《てんだいしゅう》の寺《てら》。金色堂《こんじきどう》は有名《ゆうめい》。（　　）

4 福岡県太宰府市《ふくおかけんだざいふし》にある寺《てら》。三戒壇《さんかいだん》の一《ひと》つ。（　　）

5 滋賀県大津市《しがけんおおつし》にある天台宗《てんだいしゅう》の総本山《そうほんざん》。（　　）

6 和歌山県《わかやまけん》にある高野山真言宗《こうやさんしんごんしゅう》の総本山《そうほんざん》。（　　）

7 広島県《ひろしまけん》にある神社《じんじゃ》。平家一門《へいけいちもん》に厚《あつ》く崇敬《すうけい》された。（　　）

8 京都市《きょうとし》にある天台宗《てんだいしゅう》の寺《てら》。堂《どう》の柱間《はしらま》が三十三《さんじゅうさん》ある。（　　）

9 島根県出雲市《しまねけんいずもし》にある神社《じんじゃ》。祭神《さいじん》は大国主命《おおくにぬしのみこと》。（　　）

10 奈良市《ならし》にある律宗《りっしゅう》の総本山《そうほんざん》。唐《とう》僧鑑真《そうがんじん》の創建《そうけん》。（　　）

11 鎌倉市《かまくらし》にある神社《じんじゃ》。源氏《げんじ》の氏神《うじがみ》。（　　）

12 京都市《きょうとし》にある、全国稲荷神社《ぜんこくいなりじんじゃ》の総本社《そうほんしゃ》。（　　）

13 奈良県斑鳩町《ならけんいかるがちょう》にある、聖徳太子《しょうとくたいし》開創《かいそう》の寺《てら》。（　　）

14 鎌倉市《かまくらし》にある臨済宗建長寺派《りんざいしゅうけんちょうじは》の本山《ほんざん》。（　　）

語群
〔伏見稲荷大社《ふしみいなりたいしゃ》　伊勢神宮《いせじんぐう》
東大寺《とうだいじ》　出雲大社《いずもたいしゃ》　法隆寺《ほうりゅうじ》
厳島神社《いつくしまじんじゃ》　延暦寺《えんりゃくじ》　観世音寺《かんぜおんじ》
鶴岡八幡宮《つるがおかはちまんぐう》　中尊寺《ちゅうそんじ》
唐招提寺《とうしょうだいじ》　建長寺《けんちょうじ》
三十三間堂《さんじゅうさんげんどう》　金剛峯寺《こんごうぶじ》〕

42日目の答え

①橋立　②麗子　③三十六　④見返　⑤流転　⑥松林　⑦風景　⑧市川・竹村　⑨紅白　⑩東海道　⑪広告　⑫風・雷　⑬山水　⑭鳥・画　⑮美人　⑯弟子　⑰獅子　⑱座敷

45日目 すらすら読みたい歴史上の人物

月　日

正解数　／20問

●次の人名の読みを書きましょう。

1 聖武天皇（　　）

2 福沢諭吉（　　）

3 徳川家康（　　）

4 蘇我入鹿（　　）

5 東郷平八郎（　　）

6 藤原頼通（　　）

7 大岡忠相（　　）

8 北条泰時（　　）

9 源義経（　　）

10 後鳥羽上皇（　　）

11 長宗我部元親（　　）

12 後醍醐天皇（　　）

13 伊達政宗（　　）

14 島津斉彬（　　）

15 徳川家斉（　　）

16 平将門（　　）

17 大隈重信（　　）

18 中大兄皇子（　　）

19 卑弥呼（　　）

20 楠木正成（　　）

43日目の答え

①しがらき　②なにわづ（なにわつ・なにはつ）　③すんぷ　④おけはざま　⑤ひえいざん　⑥むろまち　⑦くりからとうげ　⑧いずも　⑨なこそ　⑩だざいふ　⑪つしま　⑫ひらど　⑬ふしみ　⑭おき　⑮こしごえ　⑯しかのしま　⑰さかい　⑱たねがしま　⑲きよす　⑳ろくはら

46日目 覚えておきたい日本の古典文学

月　日
正解数

●□にあてはまる漢字を書きましょう。

1 紫式部《むらさきしきぶ》が著《あらわ》した、
□《げん》□《じ》物語《ものがたり》。

2 近松門左衛門《ちかまつもんざえもん》が書《か》いた、
曾根崎《そねざき》□《しん》□《じゅう》。

3 藤原道綱母《ふじわらのみちつなのはは》が著《あらわ》した、
□《かげ》□《ろう》日記《にっき》。

4 曲亭馬琴《きょくていばきん》が書《か》いた、
南総《なんそう》□《さと》□《み》□《はっ》□《けん》伝《でん》。

5 紀貫之《きのつらゆき》が著《あらわ》した、
□《と》□《さ》日記《にっき》。

6 井原西鶴《いはらさいかく》が著《あらわ》した、
日本《にっぽん》□《えい》□《たい》蔵《ぐら》。

7 清少納言《せいしょうなごん》が著《あらわ》した、
□《まくらの》草子《そうし》。

8 上田秋成《うえだあきなり》著《ちょ》・□《う》□《げつ》物語《ものがたり》。

9 鎌倉末期《かまくらまっき》の随筆《ずいひつ》。吉田兼好《よしだけんこう》の
□《つれ》□《づれ》草《ぐさ》。

10 鎌倉前期《かまくらぜんき》の随筆《ずいひつ》。鴨長明《かものちょうめい》の
□《ほう》□《じょう》記《き》。

11 現存《げんそん》する最古《さいこ》の歌集《かしゅう》である
□《まん》□《よう》集《しゅう》。

12 源実朝《みなもとのさねとも》の個人歌集《こじんかしゅう》である
□《きん》□《かい》和歌集《わかしゅう》。

13 西行《さいぎょう》の個人歌集《こじんかしゅう》である
□《さん》□《か》集《しゅう》。

14 小林一茶《こばやしいっさ》の俳句俳文集《はいくはいぶんしゅう》である
おらが□《はる》。

15 与謝蕪村《よさぶそん》の俳句俳文集《はいくはいぶんしゅう》である
新《しん》□《はな》□《つみ》。

16 江戸時代中期《えどじだいちゅうき》、松尾芭蕉《まつおばしょう》の
おくのほそ□《みち》。

44日目の答え

①伊勢神宮　②東大寺　③中尊寺　④観世音寺　⑤延暦寺　⑥金剛峯寺　⑦厳島神社　⑧三十三間堂　⑨出雲大社　⑩唐招提寺
⑪鶴岡八幡宮　⑫伏見稲荷大社　⑬法隆寺　⑭建長寺

47日目 相撲

月　日　正解数　　／17問

● 次の説明にあてはまることばを語群から選んで書きましょう。

1 平幕《ひらまく》の力士《りきし》が横綱《よこづな》に勝《か》つこと。（　　　）

2 安全性《あんぜんせい》などから使用《しよう》を禁止《きんし》された技《わざ》。（　　　）

3 前頭《まえがしら》以上《いじょう》の階級《かいきゅう》の力士《りきし》。またその階級《かいきゅう》。（　　　）

4 大相撲《おおずもう》の番付《ばんづけ》の最下位《さいかい》の階級《かいきゅう》。（　　　）

5 大相撲《おおずもう》で、取組表《とりくみひょう》によって行《おこな》われる取組《とりくみ》。（　　　）

6 行司《ぎょうじ》が用《もち》いるうちわ形《がた》の道具《どうぐ》。（　　　）

7 自力《じりき》で回復不能《かいふくふのう》なほど姿勢《しせい》が崩《くず》れた状態《じょうたい》。（　　　）

8 行司《ぎょうじ》が土俵《どひょう》の上《うえ》で力士《りきし》にかける声《こえ》。（　　　）

9 長時間《ちょうじかん》の取組《とりくみ》を一時中断《いちじちゅうだん》すること。（　　　）

語群〔序ノ口《じょのくち》　はっけよい　本割《ほんわり》　金星《きんぼし》　水入《みずい》り　幕内《まくうち》　死《し》に体《たい》　禁《きん》じ手《て》　軍配《ぐんばい》〕

● （　）にあてはまることばを語群から選んで書きましょう。

10 相撲《すもう》に勝《か》って（　　　）に負《ま》ける

有利な体勢に転じて、経過はよいが、結果的に失敗すること。

11 （　　　）足《あし》

勢い余って、相手より先に土俵の外へ足を出して負けてしまうこと。

12 （　　　）にならない

あまりに差がありすぎて、勝負にならない。

13 （　　　）分《わ》け

一方または双方が傷を負い、引き分けること。

14 人《ひと》の（　　　）で相撲《すもう》を取《と》る

人の物を利用して、自分のメリットになることをする。

15 （　　　）砕《くだ》けになる

弱気になり、おじけづくこと。

16 （　　　）際《ぎわ》

ぎりぎりのところ。どたんば。

17 （　　　）が上《あ》がる

勝利の判定を下す。

語群〔勇《いさ》み　勝負《しょうぶ》　土俵《どひょう》　腰《こし》　軍配《ぐんばい》　痛《いた》み　ふんどし　相撲《すもう》〕

45日目の答え

①しょうむてんのう　②ふくざわゆきち　③とくがわいえやす　④そがのいるか　⑤とうごうへいはちろう　⑥ふじわらのよりみち　⑦おおおかただすけ　⑧ほうじょうやすとき　⑨みなもとのよしつね　⑩ごとばじょうこう　⑪ちょうそかべもとちか　⑫ごだいごてんのう　⑬だてまさむね　⑭しまづなりあきら　⑮とくがわいえなり　⑯たいらのまさかど　⑰おおくましげのぶ　⑱なかのおおえのおうじ　⑲ひみこ　⑳くすのきまさしげ

48日目 歴史上のできごと・事件

月　日　正解数

●次の事項と関係のある人物を語群から選んで書きましょう。

1 室町幕府八代将軍足利義政夫人《むろまちばくふはちだいしょうぐんあしかがよしまさふじん》。跡継《あとつ》ぎ問題《もんだい》で応仁《おうにん》の乱《らん》の端緒《たんしょ》をつくる。（　　　　）

2 中大兄皇子《なかのおおえのおうじ》を助《たす》けて蘇我家《そがけ》を滅《ほろ》ぼし、大化《たいか》の改新《かいしん》を断行《だんこう》した。（　　　　）

3 北九州沿岸《きたきゅうしゅうえんがん》に防塁《ぼうるい》を築《きず》き、二《に》度《ど》の元寇《げんこう》を撃退《げきたい》した。（　　　　）

4 遣唐使停止《けんとうしていし》を建議《けんぎ》。京都《きょうと》の北野《きたの》天満宮《てんまんぐう》に祭《まつ》られ、学問《がくもん》の神《かみ》として全国的《ぜんこくてき》に信仰《しんこう》された。（　　　　）

5 慶安事件《けいあんじけん》の首謀者《しゅぼうしゃ》。倒幕《とうばく》を謀《はか》るが事前《じぜん》に発覚《はっかく》。（　　　　）

6 坂上田村麻呂《さかのうえのたむらまろ》を征夷大将軍《せいいたいしょうぐん》として東北《とうほく》に派遣《はけん》し、平安京《へいあんきょう》に遷《せん》都《と》。（　　　　）

7 鎌倉幕府《かまくらばくふ》の倒幕《とうばく》を謀《はか》った承久《じょうきゅう》の乱《らん》の首謀者《しゅぼうしゃ》。（　　　　）

8 尊王攘夷派《そんのうじょういは》を安政《あんせい》の大獄《たいごく》で処分《しょぶん》し、幕府《ばくふ》の権力《けんりょく》の再建《さいけん》を図《はか》った。（　　　　）

9 壬申《じんしん》の乱《らん》に勝利《しょうり》し、八色姓《やくさのかばね》を制《せい》定《てい》。（　　　　）

10 法相宗《ほっそうしゅう》の僧《そう》。藤原仲麻呂《ふじわらのなかまろ》の乱後《らんご》、太政大臣《だいじょうだいじん》、法王《ほうおう》となり、権力《けんりょく》をふるった。（　　　　）

11 幼少期《ようしょうき》から豊臣秀吉《とよとみひでよし》につき、五《ご》奉行《ぶぎょう》の一人《ひとり》に。関《せき》ケ原《がはら》の戦《たたか》いで敗《やぶ》れる。（　　　　）

12 島原《しまばら》の乱《らん》で首領《しゅりょう》として活躍《かつやく》したキリシタン。（　　　　）

13 薩摩藩出身《さつまはんしゅっしん》で、王政復古《おうせいふっこ》の実現《じつげん》に努力《どりょく》し、江戸城無血開城《えどじょうむけつかいじょう》に尽《じん》力《りょく》。西南戦争《せいなんせんそう》を起《お》こす。（　　　　）

14 尾張《おわり》に生《う》まれ、天下統一《てんかとういつ》をめざすが、本能寺《ほんのうじ》の変《へん》により自害《じがい》。（　　　　）

語群
〔天武天皇《てんむてんのう》　日野富子《ひのとみこ》　道鏡《どうきょう》
石田三成《いしだみつなり》　菅原道真《すがわらのみちざね》
西郷隆盛《さいごうたかもり》　桓武天皇《かんむてんのう》　織田信長《おだのぶなが》
後鳥羽上皇《ごとばじょうこう》　井伊直弼《いいなおすけ》
由井正雪《ゆいしょうせつ》　天草四郎《あまくさしろう》
中臣鎌足《なかとみのかまたり》　北条時宗《ほうじょうときむね》〕

46日目の答え
①源氏　②心中　③蜻蛉　④里見八犬　⑤土佐　⑥永代　⑦枕　⑧雨月　⑨徒然　⑩方丈　⑪万葉　⑫金槐　⑬山家　⑭春　⑮花摘　⑯道

49日目

日本文化の重要人物

月　日
正解数　／18問

次の人物と関係のある事柄を語群から選んで書きましょう。

1 世阿弥《ぜあみ》（　　　　）

2 太安万侶《おおのやすまろ》（　　　　）

3 近松門左衛門《ちかまつもんざえもん》（　　　　）

4 道元《どうげん》（　　　　）

5 歌川広重《うたがわひろしげ》（　　　　）

6 杉田玄白《すぎたげんぱく》（　　　　）

7 伊能忠敬《いのうただたか》（　　　　）

8 運慶《うんけい》（　　　　）

9 藤原定家《ふじわらのさだいえ》（　　　　）

10 井原西鶴《いはらさいかく》（　　　　）

11 聖徳太子《しょうとくたいし》（　　　　）

12 千利休《せんのりきゅう》（　　　　）

13 足利義政《あしかがよしまさ》（　　　　）

14 紀貫之《きのつらゆき》（　　　　）

15 空海《くうかい》（　　　　）

16 雪舟《せっしゅう》（　　　　）

17 松尾芭蕉《まつおばしょう》（　　　　）

18 大伴家持《おおとものやかもち》（　　　　）

語群

〔蘭学《らんがく》　古事記《こじき》　日本地図《にほんちず》
仏師《ぶっし》　浮世絵《うきよえ》　古今和歌集《こきんわかしゅう》
人形浄瑠璃《にんぎょうじょうるり》　曹洞宗《そうとうしゅう》　水墨画《すいぼくが》
真言宗《しんごんしゅう》　能楽《のうがく》　浮世草子《うきよぞうし》
新古今和歌集《しんこきんわかしゅう》　俳諧《はいかい》　銀閣《ぎんかく》
万葉集《まんようしゅう》　法隆寺《ほうりゅうじ》　茶《ちゃ》の湯《ゆ》〕

47日目の答え

①金星　②禁じ手　③幕内　④序ノ口　⑤本割　⑥軍配　⑦死に体　⑧はっけよい　⑨水入り
⑩勝負　⑪勇み　⑫相撲　⑬痛み　⑭ふんどし　⑮腰　⑯土俵　⑰軍配

50日目 歌舞伎

月　日

正解数

●次の説明にあてはまることばを語群から選んで書きましょう。

1 派手《はで》なけんか。（　　　）

2 女性《じょせい》の役《やく》を演《えん》じる役者《やくしゃ》。（　　　）

3 色違《いろちが》いの正方形《せいほうけい》をたがい違《ちが》いに組《く》み合《あ》わせた紋様《もんよう》。（　　　）

4 市井《しせい》の話題《わだい》や風俗《ふうぞく》などを扱《あつか》った演目《えんもく》。（　　　）

5 芝居《しばい》が終《お》わり、幕《まく》が閉《と》じること。（　　　）

6 年《ねん》に一度《いちど》、新《あたら》しい顔《かお》ぶれで行《おこな》う最初《さいしょ》の興行《こうぎょう》。（　　　）

7 芝居《しばい》小屋《ごや》の一幕《いちまく》見《み》の席《せき》。またそこに座《すわ》る客《きゃく》。（　　　）

8 ひっきりなし。（　　　）

9 明《あか》るくはなやかな芸風《げいふう》の役者《やくしゃ》。（　　　）

語群
〔大立回《おおたちまわ》り　女形《おんながた》　顔見世《かおみせ》　世話物《せわもの》　幕《まく》を引《ひ》く　大向《おおむこ》う　のべつ幕《まく》なし　花形《はながた》　市松模様《いちまつもよう》〕

●（　）にあてはまることばを語群から選んで書きましょう。

10 （　　　）の脚《あし》
演技の下手な役者のこと。

11 遅《おそ》かりし（　　　）
時機を逸して、用がなくなった時の言葉。

12 （　　　）役者《やくしゃ》
文句なくすぐれた人のこと。

13 （　　　）がえし
物事が一気に逆転すること。

14 （　　　）を切《き》る
自分を誇示するような態度をとること。

15 （　　　）を飾《かざ》る
惜しまれながら、華々しく引退すること。

16 （　　　）舞台《ぶたい》
自分の腕を試す、晴れの場所。

17 （　　　）の底《そこ》
地獄の底。深くて底知れないところ。

18 二枚《にまい》（　　　）
美男。色男。

語群
〔千両《せんりょう》　由良之助《ゆらのすけ》　檜《ひのき》　馬《うま》　目《め》　どんでん　奈落《ならく》　見得《みえ》　花道《はなみち》〕

48日目の答え

①日野富子　②中臣鎌足　③北条時宗　④菅原道真　⑤由井正雪　⑥桓武天皇　⑦後鳥羽上皇　⑧井伊直弼　⑨天武天皇　⑩道鏡　⑪石田三成　⑫天草四郎　⑬西郷隆盛　⑭織田信長

51日目 日本の名城

月　日
正解数　／17問

● 次の人物に関係のある城を語群から選んで書きましょう。

1 伊達政宗《だてまさむね》（　　　）

2 山内一豊《やまうちかつとよ》（　　　）

3 徳川家康《とくがわいえやす》（　　　）

4 加藤清正《かとうきよまさ》（　　　）

5 織田信長《おだのぶなが》（　　　）

6 前田利長《まえだとしなが》（　　　）

7 蒲生氏郷《がもううじさと》（　　　）

8 豊臣秀吉《とよとみひでよし》（　　　）

9 真田昌幸《さなだまさゆき》（　　　）

語群
〔仙台城《せんだいじょう》　安土城《あづちじょう》　上田城《うえだじょう》
大坂城《おおさかじょう》　熊本城《くまもとじょう》　名古屋城《なごやじょう》
高岡城《たかおかじょう》　掛川城《かけがわじょう》　松坂城《まつさかじょう》〕

● 次の説明にあてはまる城を語群から選んで書きましょう。

10 池田輝政《いけだてるまさ》が拡張《かくちょう》し、完成《かんせい》させた。世界遺産《せかいいさん》。（　　　）

11 木曽川南岸《きそがわなんがん》に屹立《きつりつ》する平山城《ひらやまじろ》。天守《てんしゅ》は国宝《こくほう》。（　　　）

12 北条早雲《ほうじょうそううん》が拡張《かくちょう》。北条氏《ほうじょうし》の関《かん》東支配《とうしはい》の本拠《ほんきょ》。（　　　）

13 長野県《ながのけん》にある平城《ひらじろ》。小笠原氏《おがさわらし》の築城《ちくじょう》。（　　　）

14 松平氏《まつだいらし》の居城《きょじょう》。会津戦争《あいづせんそう》の舞台《ぶたい》となった。（　　　）

15 兵庫県《ひょうごけん》の朝来市《あさごし》にある山城《やまじろ》。天《てん》空《くう》の城《しろ》。（　　　）

16 琉球王朝《りゅうきゅうおうちょう》の城《しろ》で、沖縄県内《おきなわけんない》最《さい》大規模《だいきぼ》の城《しろ》。（　　　）

17 京都《きょうと》にある、江戸時代《えどじだい》に造《つく》られた城《しろ》。皇室《こうしつ》の離宮《りきゅう》として使用《しよう》された。（　　　）

語群
〔会津若松城《あいづわかまつじょう》　首里城《しゅりじょう》
松本城《まつもとじょう》　犬山城《いぬやまじょう》　竹田城《たけだじょう》
二条城《にじょうじょう》　小田原城《おだわらじょう》　姫路城《ひめじじょう》〕

49日目の答え

①能楽　②古事記　③人形浄瑠璃　④曹洞宗　⑤浮世絵　⑥蘭学　⑦日本地図　⑧仏師　⑨新古今和歌集　⑩浮世草子　⑪法隆寺
⑫茶の湯　⑬銀閣　⑭古今和歌集　⑮真言宗　⑯水墨画　⑰俳諧　⑱万葉集

52日目 鎌倉・室町・江戸時代の人物

月　日　正解数　／14問

●次の説明に関係のある人物を語群から選んで書きましょう。

1 評定衆《ひょうじょうしゅう》の設置《せっち》や御成敗式目《ごせいばいしきもく》の制定《せいてい》など執権政治《しっけんせいじ》を確立《かくりつ》。（　　　　）

2 北条氏《ほうじょうし》を滅《ほろ》ぼして建武《けんむ》の新政《しんせい》を成就《じょうじゅ》。（　　　　）

3 安土桃山時代《あづちももやまじだい》の茶人《ちゃじん》にして、日《に》本《ほん》の茶道《さどう》の大成者《たいせいしゃ》。（　　　　）

4 鎌倉時代《かまくらじだい》の僧《そう》。浄土真宗《じょうどしんしゅう》の開祖《かいそ》。（　　　　）

5 室町時代末期《むろまちじだいまっき》の連歌師《れんがし》。『新撰《しんせん》菟玖波集《つくばしゅう》』などを編《へん》さん。（　　　　）

6 鎌倉幕府《かまくらばくふ》の十四代執権《じゅうよんだいしっけん》。元弘《げんこう》の変《へん》が鎌倉幕府滅亡《かまくらばくふめつぼう》の動因《どういん》に。（　　　　）

7 室町時代中期《むろまちじだいちゅうき》の武将《ぶしょう》。将軍《しょうぐん》に反《はん》旗《き》を翻《ひるがえ》し、嘉吉《かきつ》の乱《らん》を起《お》こした。（　　　　）

8 鎌倉時代《かまくらじだい》の僧《そう》で、時宗《じしゅう》の開祖《かいそ》。（　　　　）

9 江戸時代後期《えどじだいこうき》の禅僧《ぜんそう》・歌人《かじん》。（　　　　）

10 室町時代後期《むろまちじだいこうき》の画家《がか》で、狩野派《かのうは》の画風《がふう》を大成《たいせい》した。（　　　　）

11 室町幕府三代将軍《むろまちばくふさんだいしょうぐん》。京都《きょうと》・北山《きたやま》に山荘《さんそう》を営《いとな》み、金閣寺《きんかくじ》を建《た》てる。（　　　　）

12 江戸時代後期《えどじだいこうき》の歌舞伎脚本作者《かぶききゃくほんさくしゃ》。代表作《だいひょうさく》に『東海道四谷怪談《とうかいどうよつやかいだん》』など。（　　　　）

13 戦国時代《せんごくじだい》の武将《ぶしょう》。桶狭間《おけはざま》の戦《たたか》いで織田信長《おだのぶなが》に急襲《きゅうしゅう》される。（　　　　）

14 鎌倉時代中期《かまくらじだいちゅうき》の歌人《かじん》。藤原為家《ふじわらのためいえ》の側室《そくしつ》から剃髪《ていはつ》。（　　　　）

語群
〔良寛《りょうかん》　親鸞《しんらん》　千利休《せんのりきゅう》
狩野元信《かのうもとのぶ》　赤松満祐《あかまつみつすけ》　一遍《いっぺん》
阿仏尼《あぶつに》　宗祇《そうぎ》　後醍醐天皇《ごだいごてんのう》
北条高時《ほうじょうたかとき》　今川義元《いまがわよしもと》
北条泰時《ほうじょうやすとき》　足利義満《あしかがよしみつ》
鶴屋南北《つるやなんぼく》〕

50日目の答え

①大立回り　②女形　③市松模様　④世話物　⑤幕を引く　⑥顔見世　⑦大向う　⑧のべつ幕なし　⑨花形
⑩馬　⑪由良之助　⑫千両　⑬どんでん　⑭見得　⑮花道　⑯檜　⑰奈落　⑱目

53日目 歴史にまつわる四字熟語・故事成語

月　日

正解数　／16問

●□にあてはまる漢字を書きましょう。

1 □《ほう》□《がん》贔屓《びいき》

弱い者に対して同情したり、応援したりすること。

2 梁山《りょうざん》□《ぱく》

英雄や豪傑などが集まる場所。

3 三顧《さんこ》の□《れい》

目上の人が、ある人に仕事を頼むため、十分にれいぎを尽くすこと。

4 敵《てき》に□《しお》を送《おく》る

苦境にいる敵を助けること。

5 □《もと》の木阿弥《もくあみ》

せっかくの苦労が無駄になり、前の状態に戻ってしまうこと。

6 □《し》□《めん》楚歌《そか》

周囲がすべて敵か、反対を唱えるものであることのたとえ。

7 解語《かいご》の□《はな》

美人のたとえ。

8 太公《たいこう》□《ぼう》

釣りが好きな人のこと。

9 隗《かい》より□《はじ》めよ

物事をはじめるときは、言い出した人からはじめるべきだということ。

10 五《ご》□《り》□《む》中《ちゅう》

どうすればいいか全くわからず、見通しも立たないこと。

11 □《お》□《だ》□《わら》評定《ひょうじょう》

長引くだけで、いっこうに埒《らち》があかない相談のこと。

12 怒髪《どはつ》□《てん》を衝《つ》く

髪の毛が逆立つほど激しく怒る。

13 韓信《かんしん》の□《また》くぐり

将来の目標のために、一時の恥に耐えること。

14 □《き》□《か》居《お》くべし

やってきたチャンスを逃さず、利用せよ、ということ。

15 臥《が》□《しん》嘗胆《しょうたん》

目的を達成するために、長い間苦労すること。

16 顰《ひそみ》に□《なら》う

むやみやたらと人のまねをすること。

51日目の答え

①仙台城　②掛川城　③名古屋城　④熊本城　⑤安土城　⑥高岡城　⑦松坂城　⑧大坂城　⑨上田城
⑩姫路城　⑪犬山城　⑫小田原城　⑬松本城　⑭会津若松城　⑮竹田城　⑯首里城　⑰二条城

54日目 明治維新・明治時代のできごと・偉人

月　日

正解数　／15問

●次の事項と関連のある人物を語群から選んで書きましょう。

1 自由民権運動《じゆうみんけんうんどう》（　　　　）

2 大日本帝国憲法《だいにっぽんていこくけんぽう》（　　　　）

3 ポーツマス条約締結《じょうやくていけつ》（　　　　）

4 日英同盟《にちえいどうめい》（　　　　）

5 箱館戦争《はこだてせんそう》（　　　　）

6 佐賀《さが》の乱《らん》（　　　　）

7 郵便制度設立《ゆうびんせいどせつりつ》（　　　　）

語群
〔江藤新平《えとうしんぺい》　榎本武揚《えのもとたけあき》
小村寿太郎《こむらじゅたろう》　伊藤博文《いとうひろぶみ》
前島密《まえじまひそか》　桂太郎《かつらたろう》　板垣退助《いたがきたいすけ》〕

●次の人物と関係のある事項を語群から選んで書きましょう。

8 野口英世《のぐちひでよ》（　　　　）

9 北里柴三郎《きたさとしばさぶろう》（　　　　）

10 福沢諭吉《ふくざわゆきち》（　　　　）

11 森鷗外《もりおうがい》（　　　　）

12 川上音二郎《かわかみおとじろう》（　　　　）

13 岡倉天心《おかくらてんしん》（　　　　）

14 坪内逍遥《つぼうちしょうよう》（　　　　）

15 正岡子規《まさおかしき》（　　　　）

語群
〔『学問《がくもん》のすゝめ』　写実主義《しゃじつしゅぎ》
『舞姫《まいひめ》』　俳句革新運動《はいくかくしんうんどう》
ペスト菌《きん》の発見《はっけん》
オッペケペー節《ぶし》　黄熱病《おうねつびょう》の研究《けんきゅう》
東京美術学校設立《とうきょうびじゅつがっこうせつりつ》〕

52日目の答え

①北条泰時　②後醍醐天皇　③千利休　④親鸞　⑤宗祇　⑥北条高時　⑦赤松満祐　⑧一遍　⑨良寛　⑩狩野元信　⑪足利義満　⑫鶴屋南北　⑬今川義元　⑭阿仏尼

55日目 大正・昭和・平成時代のできごと

月　日　正解数　／14問

●次の事項と関係のある人物を語群から選んで書きましょう。

1 大正《たいしょう》デモクラシー（　　　　）

2 パリ講和会議《こうわかいぎ》（　　　　）

3 青鞜社設立《せいとうしゃせつりつ》（　　　　）

4 国際連盟脱退《こくさいれんめいだったい》（　　　　）

5 治安維持法《ちあんいじほう》（　　　　）

6 ポツダム宣言受諾《せんげんじゅだく》（　　　　）

7 婦人参政権獲得運動《ふじんさんせいけんかくとくうんどう》（　　　　）

語群
〔吉野作造《よしのさくぞう》　市川房枝《いちかわふさえ》
西園寺公望《さいおんじきんもち》　鈴木貫太郎《すずきかんたろう》
平塚《ひらつか》らいてう　加藤高明《かとうたかあき》
松岡洋右《まつおかようすけ》〕

●次の事項と関係のある人物を語群から選んで書きましょう。

8 サンフランシスコ講和会議《こうわかいぎ》（　　　　）

9 郵政民営化《ゆうせいみんえいか》（　　　　）

10 消費税実施《しょうひぜいじっし》（　　　　）

11 高度経済成長政策《こうどけいざいせいちょうせいさく》（　　　　）

12 ノーベル文学賞《ぶんがくしょう》（　　　　）

13 沖縄返還協定《おきなわへんかんきょうてい》（　　　　）

14 日中国交正常化《にっちゅうこっこうせいじょうか》（　　　　）

語群
〔池田勇人《いけだはやと》　小泉純一郎《こいずみじゅんいちろう》
田中角栄《たなかかくえい》　吉田茂《よしだしげる》　竹下登《たけしたのぼる》
川端康成《かわばたやすなり》　佐藤栄作《さとうえいさく》〕

53日目の答え
①判官　②泊　③礼　④塩　⑤元　⑥四面　⑦花　⑧望　⑨始　⑩里霧　⑪小田原　⑫天　⑬股　⑭奇貨　⑮薪　⑯倣

56日目 落語

月　日　正解数　／16問

●次の説明にあてはまることばを語群から選んで書きましょう。

1 最後《さいご》のせりふ。（　　　）

2 演芸《えんげい》の題名《だいめい》。（　　　）

3 落語家《らくごか》の位《くらい》。弟子《でし》を取《と》ることができる。（　　　）

4 本題《ほんだい》に入《はい》る前《まえ》の導入部《どうにゅうぶ》の話《はなし》。（　　　）

5 寄席《よせ》の入《い》り口《ぐち》。また、入場料《にゅうじょうりょう》。（　　　）

6 寄席《よせ》に出《で》た芸人《げいにん》の給金《きゅうきん》。（　　　）

7 演芸《えんげい》が行《おこな》われる舞台《ぶたい》。そこで演《えん》じること。（　　　）

8 前座《ぜんざ》の上《うえ》の位《くらい》。（　　　）

9 興行《こうぎょう》の最後《さいご》に出《で》る芸人《げいにん》。（　　　）

語群
〔高座《こうざ》　トリ　割《わ》り　まくら
木戸《きど》　真打《しんう》ち　オチ（サゲ）
ネタ　二《ふた》ツ目《め》〕

●（　）にあてはまることばを語群から選んで書きましょう。

10 （　　　）の角《かど》に頭《あたま》をぶつける
冗談を冗談ととれないような、つまらない人間をからかう言い回し。

11 落《お》ちを（　　　）
拍手喝采をあびる。

12 （　　　）をふる
落語家が噺に入る前に短い小話をすること。

13 （　　　）ばれ
しかけや結末、落ちなどを先にばらしてしまうこと。

14 （　　　）をとる
寄席などの最後に出演して、その舞台を締めること。

15 （　　　）が合《あ》う
骨をおったかいがある。

16 芸《げい》の（　　　）
自分の能力を上げるうえで、よい働きをするもの、こと。

語群
〔ネタ　トリ　割《わ》り　取《と》る
こやし　まくら　豆腐《とうふ》〕

54日目の答え
①板垣退助　②伊藤博文　③小村寿太郎　④桂太郎　⑤榎本武揚　⑥江藤新平　⑦前島密　⑧黄熱病の研究
⑨ペスト菌の発見　⑩『学問のすゝめ』　⑪『舞姫』　⑫オッペケペー節　⑬東京美術学校設立　⑭写実主義　⑮俳句革新運動

57日目 歴史にまつわることわざ・慣用句

月　日

正解数 ／16問

●（　）にあてはまることばを語群から選んで書きましょう。

1 敵《てき》は（　　　　）にあり

真の目的はまったく別のところにある、というたとえ。

2 牛《うし》に引《ひ》かれて（　　　　）参《まい》り

誰かに誘われて出かけたら、思いがけないよい結果が得られたり、よい方向に導かれたりするたとえ。

3 いざ（　　　　）

一大事、ということを表すことば。

4 驕《おご》る（　　　　）は久《ひさ》しからず

栄華を極めてわがまま放題にふるまうと、長くは続かずすぐに滅びてしまうということ。

5 （　　　　）の納《おさ》め時《どき》

悪いことを重ねてきた者が捕まって罰を受け、刑に服さなくてはならなくなるとき。

6 （　　　　）筆《ふで》を選《えら》ばず

名人といわれる人は、道具の良し悪しにかかわらず、立派な仕事をする。

7 泣《な》く子《こ》と（　　　　）には勝《か》てぬ

道理の通じないものや権力者とは、争っても無駄である。

8 伝家《でんか》の（　　　　）

いざというとき以外はみだりに使わない、とっておきのもの。

9 水清《みずきよ》ければ（　　　　）棲《す》まず

あまりに清廉《せいれん》すぎると、かえって人からは親しまれないということ。

10 武士《ぶし》は食《く》わねど（　　　　）

人は貧しくてもプライドを高く持って生きるべきだということ。

11 弁慶《べんけい》の（　　　　）

前に進めず、うしろにも下がれず、動きがとれないこと。

12 勝《か》てば（　　　　）

最終的に強い者が、正義だとされること。

13 （　　　　）を決《き》め込《こ》む

状況を見ながら、有利なほうへつくこと。

14 （　　　　）を埋《う》める

ある目的の達成のために、外側から障害をなくしていくこと。

15 知《し》らぬ顔《かお》の（　　　　）

知っていても、知らないふりをすること。

16 （　　　　）を脱《ぬ》ぐ

相手の実力を認めて、降参すること。

語群

〔立《た》ち往生《おうじょう》　兜《かぶと》　弘法《こうぼう》　地頭《じとう》

外堀《そとぼり》　本能寺《ほんのうじ》　平家《へいけ》

善光寺《ぜんこうじ》　半兵衛《はんべえ》　年貢《ねんぐ》

洞ヶ峠《ほらがとうげ》　官軍《かんぐん》　宝刀《ほうとう》　高楊枝《たかようじ》

魚《うお》　鎌倉《かまくら》〕

55日目の答え

①吉野作造　②西園寺公望　③平塚らいてう　④松岡洋右　⑤加藤高明　⑥鈴木貫太郎　⑦市川房枝
⑧吉田茂　⑨小泉純一郎　⑩竹下登　⑪池田勇人　⑫川端康成　⑬佐藤栄作　⑭田中角栄

58日目 これだけは知っておきたい歴史

月　日　正解数　／15問

●次の説明にあてはまるものを語群から選んで書きましょう。

1 朝鮮戦争《ちょうせんせんそう》によって日本《にほん》に到来《とうらい》した特殊需要《とくしゅじゅよう》。（　　　　）

2 第一次大戦後《だいいちじたいせんご》にできた、平和《へいわ》のための国際組織《こくさいそしき》。（　　　　）

3 足軽《あしがる》の子《こ》から身《み》を起《お》こし、全国《ぜんこく》を統一《とういつ》した武将《ぶしょう》。（　　　　）

4 最初《さいしょ》の戦国大名《せんごくだいみょう》といわれる、小田原城《おだわらじょう》の主《あるじ》。（　　　　）

5 軍艦《ぐんかん》を率《ひき》いて浦賀《うらが》に現《あらわ》れ、開国《かいこく》を求《もと》めた米軍人《べいぐんじん》。（　　　　）

6 日本占領《にほんせんりょう》時《じ》の連合国軍最高司令官《れんごうこくぐんさいこうしれいかん》だった米軍人《べいぐんじん》。（　　　　）

7 大名《だいみょう》を一年《いちねん》おきに江戸《えど》と領国《りょうごく》に住《す》まわせる制度《せいど》。（　　　　）

8 朝廷《ちょうてい》を盛《も》り立《た》て、外国《がいこく》を打《う》ち払《はら》おうという思想《しそう》。（　　　　）

9 評定所《ひょうじょうしょ》の門前《もんぜん》に置《お》いた投書箱《とうしょばこ》。（　　　　）

10 徳川慶喜《とくがわよしのぶ》が政権《せいけん》を幕府《ばくふ》から朝廷《ちょうてい》に返《かえ》したこと。（　　　　）

11 満州事変後《まんしゅうじへんご》、日本《にほん》がつくった傀儡国家《かいらいこっか》。（　　　　）

12 薩摩《さつま》や長州《ちょうしゅう》などの出身者《しゅっしんしゃ》を中心《ちゅうしん》とする政治派閥《せいじはばつ》。（　　　　）

13 父《ちち》を追放《ついほう》して甲斐国主《かいこくしゅ》となった戦国大名《せんごくだいみょう》。（　　　　）

14 外国《がいこく》にいて、その国《くに》の裁判権《さいばんけん》に服《ふく》さない特権《とっけん》。（　　　　）

15 第二次大戦下《だいにじたいせんか》、日本《にほん》が欧州《おうしゅう》二国《にこく》と結《むす》んだ同盟《どうめい》。（　　　　）

語群

〔尊王攘夷論《そんのうじょういろん》　マッカーサー　治外法権《ちがいほうけん》　日独伊三国同盟《にちどくいさんごくどうめい》
ペリー　大政奉還《たいせいほうかん》　国際連盟《こくさいれんめい》　武田信玄《たけだしんげん》　豊臣秀吉《とよとみひでよし》
目安箱《めやすばこ》　朝鮮特需《ちょうせんとくじゅ》　藩閥《はんばつ》　満州国《まんしゅうこく》　北条早雲《ほうじょうそううん》　参勤交代《さんきんこうたい》〕

56日目の答え

①オチ（サゲ）　②ネタ　③真打ち　④まくら　⑤木戸　⑥割り　⑦高座　⑧ニツ目　⑨トリ
⑩豆腐　⑪取る　⑫まくら　⑬ネタ　⑭トリ　⑮割り　⑯こやし

59日目 奈良時代や平安時代にあったこと

月　日　正解数　／17問

● 次の事項と関連のある人物を語群から選んで書きましょう。

1 平城京《へいじょうきょう》へ遷都《せんと》（　　　　）

2 「源氏物語《げんじものがたり》」の執筆《しっぴつ》（　　　　）

3 「日本書紀《にほんしょき》」の編《へん》さん（　　　　）

4 東大寺大仏造営《とうだいじだいぶつぞうえい》（　　　　）

5 「古事記《こじき》」の編《へん》さん（　　　　）

6 唐招提寺《とうしょうだいじ》の創建《そうけん》（　　　　）

7 「古今和歌集《こきんわかしゅう》」の編《へん》さん（　　　　）

8 「万葉集《まんようしゅう》」の編《へん》さん（　　　　）

語群
〔舎人親王《とねりしんのう》　聖武天皇《しょうむてんのう》　鑑真《がんじん》
太安万侶《おおのやすまろ》　紀貫之《きのつらゆき》　紫式部《むらさきしきぶ》
元明天皇《げんめいてんのう》　大伴家持《おおとものやかもち》〕

● 次の人物と関係のある事項を語群から選んで書きましょう。

9 桓武天皇《かんむてんのう》（　　　　）

10 坂上田村麻呂《さかのうえのたむらまろ》（　　　　）

11 藤原道長《ふじわらのみちなが》（　　　　）

12 源義家《みなもとのよしいえ》（　　　　）

13 最澄《さいちょう》（　　　　）

14 安倍晴明《あべのせいめい》（　　　　）

15 藤原薬子《ふじわらのくすこ》（　　　　）

16 平清盛《たいらのきよもり》（　　　　）

17 白河上皇《しらかわじょうこう》（　　　　）

語群
〔摂関政治《せっかんせいじ》　薬子《くすこ》の変《へん》
後三年《ごさんねん》の役《えき》　平安京遷都《へいあんきょうせんと》
平治《へいじ》の乱《らん》　蝦夷征討《えみしせいとう》
天台宗布教《てんだいしゅうふきょう》　陰陽道《おんみょうどう》
院政《いんせい》の開始《かいし》〕

57日目の答え

①本能寺　②善光寺　③鎌倉　④平家　⑤年貢　⑥弘法　⑦地頭　⑧宝刀　⑨魚　⑩高楊枝　⑪立ち往生　⑫官軍　⑬洞ヶ峠　⑭外堀　⑮半兵衛　⑯兜

60日目 歴史上の名言・格言

月　日　正解数

●（　）にあてはまることばを語群から選んで書きましょう。

1 （　　　　）の卵《たまご》

誰でもできることでも、最初にするのはむずかしいということ。

2 勝《か》って（　　　　）の緒《お》を締《し》めよ

事業などで成功しても、用心を怠ってはいけないということ。

3 為《な》せば（　　　　）

人間その気になれば、できないことはないということ。

4 人事《じんじ》を尽《つ》くして（　　　　）を待《ま》つ

やれるだけのことはやって、運をてんにまかせること。

5 虎《とら》は死《し》して皮《かわ》を留《とど》め人《ひと》は死《し》して（　　　　）を残《のこ》す

虎は死んでも皮が重宝されるように、人も名声が残るようにこころがけよということ。

6 （　　　　）も時《とき》に遇《あ》わず

どんなに才能があっても、チャンスに恵まれなければそのまま終わってしまう。

7 目《め》には目《め》を（　　　　）を

相手の仕打ちに対して、同じ程度で仕返しをすること。

8 人《ひと》の一生《いっしょう》は重荷《おもに》を負《お》うて（　　　　）を行《い》くが如《ごと》し

人生はつらく、耐え忍ぶことが必要だということ。

9 人間万事《にんげんばんじ》（　　　　）が馬《うま》

人の幸不幸は、予測しがたいということ。

10 （　　　　）は投《な》げられた

始めたからには、続けるしかないということ。

11 人《ひと》は（　　　　）人《ひと》は石垣《いしがき》 人《ひと》は堀《ほり》

城や石垣と同じくらいに勝敗の決め手は人の力が重要。

12 全《すべ》ての道《みち》は（　　　　）に通《つう》ず

どんな方法をとっても、目的は同じだということ。

13 （　　　　）死《し》して走狗《そうく》烹《に》らる

役に立っていたものも、必要がなくなるとあっという間に捨てられてしまう。

14 雨《あめ》降《ふ》って（　　　　）固《かた》まる

もめごとがあった後は、かえってよい結果が得られること。

15 （　　　　）の物《もの》はカエサルに

本来あるべきところへ戻せということ。

16 我《わ》が輩《はい》の辞書《じしょ》に（　　　　）という文字《もじ》はない

やってできないことは、ないという意味。

語群

〔兜《かぶと》　歯《は》には歯《は》　遠《とお》き道《みち》　塞翁《さいおう》　ローマ　成《な》る　地《じ》　カエサル　コロンブス　不可能《ふかのう》　名《な》　狡兎《こうと》　城《しろ》　天命《てんめい》　孔子《こうし》　賽《さい》〕

58日目の答え

①朝鮮特需　②国際連盟　③豊臣秀吉　④北条早雲　⑤ペリー　⑥マッカーサー　⑦参勤交代　⑧尊王攘夷論　⑨目安箱　⑩大政奉還　⑪満州国　⑫藩閥　⑬武田信玄　⑭治外法権　⑮日独伊三国同盟

第3章

政治と経済とお金

61日目 ニュースや新聞でよくみる政治用語

月　日

正解数

●次の漢字を読みましょう。

1 公益法人（　　）
慈善・学術・技芸などの公益事業を目的とする法人。

2 文民統制（　　）
シビリアン・コントロールのこと。政治家が軍隊を統制するという政軍関係における基本方針。軍事に対する政治の優先を意味する。

3 無党派層（　　）
支持政党が明確ではない有権者層のこと。

4 給付型奨学金
（　　）
奨学金制度において、返済不要な奨学金。

5 請願権（　　）
国や地方公共団体などに対して、職務に関する事項についての希望・苦情・要請を申し立てる権利。

6 衆参同日選（　　）
衆議院と参議院の議員選挙の投票を同じ日に行うこと。

7 軽減税率（　　）
標準税率よりも、低く抑えられた税率のこと。

8 世襲議員（　　）
親や親戚などが議員で、その政治地盤や資本などを受け継いで議員となった人。二世議員とも。

9 天下（　　）り
官庁を退職した官僚などが、民間企業などに再就職すること。

10 相対的貧困率
（　　）
ある国や地域の、所得が著しく低い者が全人口に占める割合。

11 国債（　　）
国家の財政上、国家の信用により設定する金銭上の債務。

12 待機児童（　　）
認可保育園などへの入所条件は満たし、申し込みをしているものの施設不足などにより、入所できない児童のこと。

13 既得権益（　　）
国や地域などが、法的根拠に基づき、以前から獲得している権利と利益。

14 専守防衛（　　）
日本の防衛戦略の基本的姿勢のこと。

15 国内総生産（　　）
一年間に国内で新たに作られた財・サービスの価値の合計。GDP。

16 福祉国家（　　）
完全雇用と社会保障政策により、国民の福祉の増進を目標にしている国家。

17 為替介入（　　）
自国の通貨の為替相場を安定させるために、外国為替市場で通貨を売買すること。日本の場合は、財務大臣の指示により日本銀行が対応している。

18 問責決議案（　　）
参議院で、政府や大臣の責任を問う決議案。

59日目の答え

①元明天皇　②紫式部　③舎人親王　④聖武天皇　⑤太安万侶　⑥鑑真　⑦紀貫之　⑧大伴家持
⑨平安京遷都　⑩蝦夷征討　⑪摂関政治　⑫後三年の役　⑬天台宗布教　⑭陰陽道　⑮薬子の変

62日目

日本《にほん》の行政機関

月　日

正解数　／20問

次の□にあてはまる漢字を書きましょう。

1 □《ほう》務《む》省《しょう》

2 □《がい》務《む》省《しょう》

3 □《ざい》務《む》省《しょう》

4 文部《もんぶ》□《か》□《がく》省《しょう》

5 □《こう》□《せい》労働省《ろうどうしょう》

6 農林《のうりん》□《すい》□《さん》省《しょう》

7 □《けい》□《ざい》産業省《さんぎょうしょう》

8 国土《こくど》□《こう》□《つう》省《しょう》

9 環《かん》□《きょう》省《しょう》

10 □《ぼう》衛省《えいしょう》

11 内閣《ないかく》□《かん》□《ぼう》

12 内閣《ないかく》□《ほう》□《せい》局《きょく》

13 □《じん》事院《じいん》

14 □《く》内庁《ないちょう》

15 □《こう》□《せい》取引委員会《とりひきいいんかい》

16 国家《こっか》□《こう》□《あん》委員会《いいんかい》

17 □《けい》察庁《さっちょう》

18 □《けん》察庁《さっちょう》

19 国《こく》□《ぜい》庁《ちょう》

20 林《りん》□《や》庁《ちょう》

60日目の答え

①コロンブス　②兜　③成る　④天命　⑤名　⑥孔子　⑦歯には歯　⑧遠き道　⑨塞翁　⑩賽　⑪城　⑫ローマ　⑬狡兎　⑭地　⑮カエサル　⑯不可能

63日目 よく耳にする経済用語

月　日

正解数　/17問

●次の漢字を読みましょう。

1 量的緩和（　　　）
日本銀行が民間の金融機関から国債などを買い上げ、市場の現金供給量を増やす政策。

2 価格破壊（　　　）
消費財の価格を大幅に下げること。

3 年功序列型賃金（　　　）
年齢や勤続年数によって給与が決まること。

4 不良債権（　　　）
回収できない債権のこと。

5 需要曲線（　　　）
需要量と価格の関係を示す曲線。

6 外需（　　　）
国外の需要。

7 三面等価（　　　）
国内総生産（GDP）は生産・分配・支出のどの観点から見ても金額が一致する法則。

8 神武景気（　　　）
一九五四年十二月から一九五七年六月にかけての爆発的な好景気の通称。

9 日銀短観（　　　）
日本銀行が実施する全国企業短期経済観測調査。

10 産業空洞化（　　　）
国内企業の生産拠点が国外に移り、国内の産業が衰退していく現象。

11 雇用調整（　　　）
企業が雇用者数を適正にすること。

12 厚生年金（　　　）
法人や従業員が五人以上の個人の事業所に適用される公的年金。

13 競売（　　　）
せり売り。オークション。

14 概算要求（　　　）
各省庁が財務省に提出する、翌年度の歳入歳出予算などをまとめた見積書。

15 流動資産（　　　）
会計上、利用または運用の期間が一年以内の資産。

16 失業保険（　　　）
雇用保険により、失業者に定められた期間、一定金額を給付するもの。「基本手当」の通称。

17 円高（　　　）
為替相場で、他国の通貨に対して日本の円の価値が高くなること。

61日目の答え

①こうえきほうじん　②ぶんみんとうせい　③むとうはそう　④きゅうふがたしょうがくきん　⑤せいがんけん　⑥しゅうさんどうじつせん　⑦けいげんぜいりつ　⑧せしゅうぎいん　⑨あまくだ　⑩そうたいてきひんこんりつ　⑪こくさい　⑫たいきじどう　⑬きとくけんえき　⑭せんしゅぼうえい　⑮こくないそうせいさん　⑯ふくしこっか　⑰かわせかいにゅう　⑱もんせきけつぎあん

よく耳にする選挙用語

月　日　正解数　／16問

●次の漢字を読みましょう。

1 供託（　　　）
立候補者が所定の金銭を供託所にあずけること。

2 告示（　　　）
地方自治体の首長や議会議員を選ぶ選挙で、選挙管理委員会が選挙期日を公式に知らせること。

3 在外投票（　　　）
海外在住の有権者が衆議院及び参議院選挙に投票できる「在外選挙制度」による投票のこと。

4 選挙争訟（　　　）
選挙の効力について、選挙人などが裁判所などに異議の申し立てをすること。

5 拘束名簿式（　　　）
比例代表制の選挙において、政党が事前に届け出た候補者名簿の順に当選者を決定する方式。

6 補欠選挙（　　　）
議会議員の欠員を補充するための選挙。

7 任期満了（　　　）
与えられた任期を終えること。

8 重複立候補（　　　）
同一の候補者が小選挙区と比例代表制の両方に立候補できる制度。

9 議員定数（　　　）
議員数の上限。

●次の説明にあてはまることばを語群から選んで書きましょう。

10 衆《しゅう》議院《ぎいん》議員《ぎいん》全員《ぜんいん》を選《えら》ぶ選挙《せんきょ》のこと。（　　　）

11 選挙《せんきょ》管理《かんり》委員会《いいんかい》が発行《はっこう》する候補《こうほ》者《しゃ》の政見《せいけん》などを掲載《けいさい》した文書《ぶんしょ》。（　　　）

12 議員《ぎいん》選出《せんしゅつ》の単位《たんい》として分《わ》けられた区域《くいき》。（　　　）

13 政党《せいとう》の得票率《とくひょうりつ》に応《おう》じて議席《ぎせき》を配《はい》分《ぶん》する制度《せいど》。（　　　）

14 テレビなどで候補者《こうほしゃ》の政見《せいけん》などを紹介《しょうかい》するもの。（　　　）

15 選挙《せんきょ》の開票《かいひょう》を行《おこな》うために決《き》められた一定《いってい》の区域《くいき》。（　　　）

16 投票日《とうひょうび》の前日《ぜんじつ》までに投票《とうひょう》できる制度《せいど》。（　　　）

語群
〔比例代表制《ひれいだいひょうせい》　選挙区《せんきょく》
政見放送《せいけんほうそう》　総選挙《そうせんきょ》　開票区《かいひょうく》
選挙公報《せんきょこうほう》　期日前投票《きじつぜんとうひょう》〕

62日目の答え

①法　②外　③財　④科学　⑤厚生　⑥水産　⑦経済　⑧交通　⑨境　⑩防　⑪官房　⑫法制　⑬人　⑭宮　⑮公正　⑯公安　⑰警　⑱検　⑲税　⑳野

65日目 よく耳にする金融用語

月　日

正解数　／

●次の漢字を読みましょう。

1 運転資金（　　　　）
企業などが事業活動を営むうえで必要なお金。

2 貯蓄（　　　　）
お金を蓄えること。貯めること。

3 証券会社（　　　　）
株式会社と投資家、または投資家と投資家を結びつけ、証券の発行と流通を円滑に機能させる役割を担う会社。

4 政策金利（　　　　）
景気・物価安定など金融政策の目的のために、日本銀行が設定する短期金利のこと。

5 債権放棄（　　　　）
経営が悪化した企業に対して、銀行が融資の返済の一部または全部を免除すること。

6 歳入債（　　　　）
国債を発行目的で分類した場合の一種で、歳出をまかなうための歳入を調達する目的で発行される。

7 財政破綻（　　　　）
国の予算に対して国の支出が超過して国家予算が組めないこと。

8 割賦販売（　　　　）
商品の代金を何回かに分けて支払う方式。

9 日銀特融（　　　　）
金融機関救済などのために、日本銀行が行う特別融資。

10 預金（　　　　）
銀行などの金融機関に、金銭を預けること。

11 相場（　　　　）
市場における物品などの取引価格。

12 都市銀行（　　　　）
大都市に営業基盤を置き、全国に多数の支店を持つ普通銀行。

13 護送船団方式（　　　　）
金融機関全体の利益のために、弱小金融機関の保護を図る金融政策。

14 投資信託（　　　　）
投資家から集めた資金を委託会社が運用し、成果を投資家に還元する金融商品。

15 オルタナティブ投資（　　　　）
株式や債券など伝統的な投資以外の対象に投資する手法。

16 委託売買（　　　　）
証券会社などが顧客から委託され、取引市場において行う売買。

63日目の答え

①りょうてきかんわ　②かかくはかい　③ねんこうじょれつがたちんぎん　④ふりょうさいけん　⑤じゅようきょくせん　⑥がいじゅ　⑦さんめんとうか　⑧じんむけいき　⑨にちぎんたんかん　⑩さんぎょうくうどうか　⑪こようちょうせい　⑫こうせいねんきん　⑬けいばい（きょうばい）　⑭がいさんようきゅう　⑮りゅうどうしさん　⑯しつぎょうほけん　⑰えんだか

66日目 ニュースや新聞でよくみる政治用語

月　日

正解数　／16問

□にあてはまる漢字を書きましょう。

1 □《きん》□《けん》政治《せいじ》
巨額の資きんによって政治を動かすこと。

2 □《しゅう》□《だん》□《てき》自衛権《じえいけん》
国連加盟国に認められている、ある国が武力攻撃を受けた場合、その国と密接な関係にある他国が共同で防衛に当たる権利。

3 国勢《こくせい》□《ちょう》□《さ》
国内に住むすべての人と世帯を対象とする国の重要な統計ちょうさ。

4 国《こく》□《えき》
国の利えき。

5 □《どく》□《りつ》行政法人《ぎょうせいほうじん》
試験研究機関や国りつの大学や博物館など、各府省の活動から分離され、法人格を与えられている機関。

6 □《だい》□《り》戦争《せんそう》
当事者同士が関与せず、第三国同士が争う戦争。

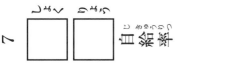

7 □《しょく》□《りょう》自給率《じきゅうりつ》
国内のしょくりょう消費が、国産でどのくらい賄えているかを示す指標。

8 □《さい》□《ばん》□《いん》制度《せいど》
無作為に選ばれた国民が刑事さいばんに参加し、被告人が有罪か無罪か、有罪の場合どのような刑にするかをさいばん官と一緒に決める制度。

9 防衛《ぼうえい》□《そう》□《び》移転三原則《いてんさんげんそく》
防衛そうびの海外移転のかんりにおける原則。

10 首相《しゅしょう》□《こう》□《せん》制《せい》
国民が投票によって首相を直接えらぶ制度。

11 日米《にちべい》□《ち》□《い》協定《きょうてい》
国内における米軍の施設・区域の使用やちいについて規定したもの。

12 □《そ》□《しき》票《ひょう》
そしきでまとまって特定の政党や候補者に投じる票。

13 関税《かんぜい》□《てっ》□《ぱい》
輸入品にかかる関税をなくすこと。

14 資金《しきん》□《かん》□《り》団体《だんたい》
政治家の資金をかんりする団体。

15 □《りょう》□《いん》協議会《きょうぎかい》
衆議いんと参議いんの意思が食い違った場合に、意思の調整を図るための話し合いの場。

16 内閣《ないかく》□《ふ》□《しん》□《にん》案《あん》
議会が内閣をしんにんしない旨を表明する決議案。

64日目の答え

①きょうたく　②こくじ　③ざいがいとうひょう　④せんきょそうしょう　⑤こうそくめいぼしき　⑥ほけつせんきょ
⑦にんきまんりょう　⑧ちょうふくりっこうほ　⑨ぎいんていすう
⑩総選挙　⑪選挙公報　⑫選挙区　⑬比例代表制　⑭政見放送　⑮開票区　⑯期日前投票

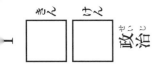

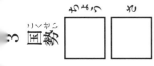

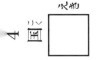

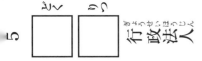

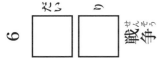

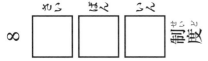

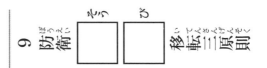

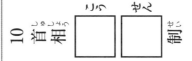

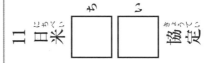

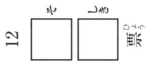

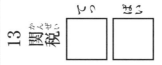

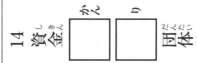

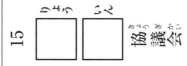

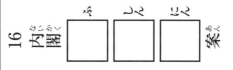

67日目

よく耳にする雇用・経済用語

月　日　正解数　／13問

●次の説明にあてはまることばを語群から選んで書きましょう。

1 一方《いっぽう》でお金《かね》を預《あず》かり、他方《たほう》で貸付《かしつけ》や手形割引《てがたわりびき》などを業務《ぎょうむ》とする金融機関《きんゆうきかん》。（　　　）

2 物《もの》の価格《かかく》が継続的《けいぞくてき》に下《さ》がること。（　　　）

3 豊《ゆた》かな人《ひと》たちとそうでない人《ひと》たちの所得《しょとく》などの差《さ》が広《ひろ》がっている問題《もんだい》。（　　　）

4 過剰生産《かじょうせいさん》によって価格《かかく》の暴落《ぼうらく》、失業《しつぎょう》の増大《ぞうだい》などが起《お》こる経済《けいざい》の大混乱《だいこんらん》。（　　　）

5 国内《こくない》の物価水準《ぶっかすいじゅん》をはかる経済指標《けいざいしひょう》の一《ひと》つ。（　　　）

6 国内総生産《こくないそうせいさん》と呼《よ》ばれる経済指標《けいざいしひょう》の一《ひと》つ。（　　　）

7 北半球《きたはんきゅう》の先進資本主義諸国《せんしんしほんしゅぎしょこく》と南《みなみ》の開発途上国《かいはつとじょうこく》との経済格差《けいざいかくさ》から起《お》きる諸問題《しょもんだい》。（　　　）

8 ハローワークで扱《あつか》った有効求人数《ゆうこうきゅうじんすう》を有効求職者数《ゆうこうきゅうしょくしゃすう》で割《わ》ったもの。（　　　）

9 家計《かけい》が得《え》た所得《しょとく》のうち、税金《ぜいきん》などの経費《けいひ》を差《さ》し引《ひ》いた手取《てど》り所得《しょとく》のこと。（　　　）

10 実体経済《じったいけいざい》とかけ離《はな》れた相場《そうば》や景気《けいき》。（　　　）

11 労働力人口《ろうどうりょくじんこう》に対《たい》する失業者《しつぎょうしゃ》の割合《わりあい》。（　　　）

12 銀行以外《ぎんこういがい》で、金銭《きんせん》の貸《か》し付《つ》けなどを行《おこな》う企業《きぎょう》。（　　　）

13 企業《きぎょう》などが倫理性《りんりせい》を失《うしな》い、節度《せつど》のない利益追求《りえきついきゅう》に走《はし》ること。（　　　）

語群

〔消費者物価指数《しょうひしゃぶっかしすう》　デフレーション　有効求人倍率《ゆうこうきゅうじんばいりつ》
南北問題《なんぼくもんだい》　モラル・ハザード　恐慌《きょうこう》　格差社会《かくさしゃかい》　銀行《ぎんこう》
バブル経済《けいざい》　ノンバンク　GDP　失業率《しつぎょうりつ》　可処分所得《かしょぶんしょとく》〕

65日目の答え

①うんてんしきん　②ちょちく　③しょうけんがいしゃ　④せいさくきんり　⑤さいけんほうき　⑥さいにゅうさい
⑦ざいせいはたん　⑧かっぷはんばい　⑨にちぎんとくゆう　⑩よきん　⑪そうば　⑫としぎんこう　⑬ごそうせんだんほうしき
⑭とうししんたく　⑮とうし　⑯いたくばいばい

68日目

よく耳にする法律用語

月　日

正解数　／20問

●次の漢字を読みましょう。

1 相続登記（　　　）

2 遺言書（　　　）

3 戸籍（　　　）

4 養子縁組（　　　）

5 扶養義務（　　　）

6 財団法人（　　　）

7 委任（　　　）

8 勾留（　　　）

9 黙秘権（　　　）

10 控訴（　　　）

11 抵当権（　　　）

12 放棄（　　　）

13 起訴（　　　）

14 執行（　　　）

15 弁護人（　　　）

16 担保（　　　）

17 過失（　　　）

18 贈与（　　　）

19 公的年金（　　　）

20 著作権（　　　）

66日目の答え

①金権　②集団的　③調査　④益　⑤独立　⑥代理　⑦食料　⑧裁判員　⑨装備　⑩公選　⑪地位　⑫組織　⑬撤廃　⑭管理　⑮両院　⑯不信任

69日目 よく耳にする地方行政用語

月　日　正解数　／16問

●□にあてはまる漢字を書きましょう。

1 □《ざい》□《さん》区《く》
市町村などがざいさんを有する場合、それに関して認められる法人格。

2 □《こう》□《えい》企《き》業《ぎょう》
地方公共団体が経えいする企業。

3 □《ちゅう》□《かく》市《し》
政令で指定された人口二十万人以上の市。

4 解□《しょく》請《せい》求《きゅう》
公職者を住民の意思によって罷免する制度。リコール。

5 □《こう》□《いき》連《れん》合《ごう》
都道府県や市町村の区いきを越えて設定できる特別地方自治体。

6 地《ち》方《ほう》□《こう》□《ふ》税《ぜい》
国から、地方こうきょう団体に対してこうふされる資金。

7 地《ち》方《ほう》□《こう》□《きょう》団《だん》体《たい》
国内の一部地域とその住民に支配権を有する地域的統治団体。

8 地《ち》方《ほう》□《とく》□《れい》□《こう》□《ふ》金《きん》
減税による地方の減収を補てんするために創設されたこうふ金。

9 □《ちゅう》都《と》市《し》
人口十万人以上の市。

10 地《ち》方《ほう》□《ぶん》□《けん》
政府が一定の地域の住民とその地域の行政に、政治や経済での制度や運営面で自律性を認める仕組み。

11 □《しょう》都《と》市《し》
人口十万人未満の市。

12 住《じゅう》民《みん》□《かん》□《さ》請《せい》求《きゅう》
住民がかんさ委員にかんさを求め、必要な措置を請求すること。

13 住《じゅう》民《みん》□《じ》□《ち》
地方の行政が住民の参加を得て、住民の意思と責任で行われること。

14 □《せい》□《れい》指《し》定《てい》都《と》市《し》
せいれいで指定された人口五十万人以上の市。

15 □《ち》□《じ》
都道府県の行政を統括する長。

16 □《とく》□《べつ》区《く》
東京都の23区。市に準じた扱いを受ける。

67日目の答え

①銀行　②デフレーション　③格差社会　④恐慌　⑤消費者物価指数　⑥ＧＤＰ　⑦南北問題　⑧有効求人倍率　⑨可処分所得　⑩バブル経済　⑪失業率　⑫ノンバンク　⑬モラル・ハザード

70日目 政党にまつわる用語

月　日　正解数　／20問

□にあてはまる漢字を書きましょう。

1 保守《ほしゅ》と□《かく》□《しん》

2 □《よ》□《とう》と野党《やとう》

3 左派《さは》と□《う》□《は》

4 結党《けっとう》と□《かい》□《とう》

5 □《だい》□《どう》団結《だんけつ》

6 政治《せいじ》□《けん》□《きん》

7 □《む》□《とう》□《は》層《そう》

8 □《れん》□《りつ》政権《せいけん》

9 □《たい》□《しゅう》主義《しゅぎ》

10 政党《せいとう》□《こう》□《ふ》金《きん》

11 □《し》□《じ》政党《せいとう》

12 □《む》所属《しょぞく》

13 所属《しょぞく》□《ぎ》□《いん》

14 □《とう》□《ぎ》拘束《こうそく》

15 □《こう》□《にん》候補《こうほ》

16 政党《せいとう》□《こっ》□《か》

17 □《ほう》□《まつ》政党《せいとう》

18 政党《せいとう》□《とどけ》□《で》

19 □《すい》□《せん》団体《だんたい》

20 小《しょう》□《せん》□《きょ》□《く》制《せい》

68日目の答え

①そうぞくとうき　②いごんしょ（ゆいごんしょ）　③こせき　④ようしえんぐみ　⑤ふようぎむ　⑥ざいだんほうじん　⑦いにん　⑧こうりゅう　⑨もくひけん　⑩こうそ　⑪ていとうけん　⑫ほうき　⑬きそ　⑭しっこう　⑮べんごにん　⑯たんぽ　⑰かしつ　⑱ぞうよ　⑲こうてきねんきん　⑳ちょさくけん

71日目 国会に関する基礎知識

月　日
正解数　／20問

●□にあてはまる漢字を書きましょう。

1 □《さん》議院《ぎいん》と□《しゅう》議院《ぎいん》

2 □《じょう》□《にん》委員会《いいんかい》と特別《とくべつ》委員会《いいんかい》

3 通常国会《つうじょうこっかい》と□《りん》□《じ》国会《こっかい》

4 □《てい》□《そく》数《すう》と表決数《ひょうけつすう》

5 □《りっ》□《ぽう》機関《きかん》

6 国政《こくせい》□《ちょう》□《さ》権《けん》

7 両院《りょういん》□《きょう》□《ぎ》会《かい》

8 □《かい》□《さん》総選挙《そうせんきょ》

9 議院《ぎいん》□《うん》□《えい》委員会《いいんかい》

10 憲法《けんぽう》□《しん》□《さ》会《かい》

11 □《きょう》□《こう》採決《さいけつ》

12 □《しん》□《ぎ》拒否《きょひ》

13 □《ぎゅう》□《ほ》戦術《せんじゅつ》

14 □《はく》票《ひょう》

15 □《ない》□《かく》総理大臣《そうりだいじん》

16 □《し》□《せい》□《ほう》□《しん》演説《えんぜつ》

17 □《しょう》□《しゅう》詔書《しょうしょ》

18 □《ほ》□《せい》予算《よさん》

19 □《しょ》□《しん》表明演説《ひょうめいえんぜつ》

20 国会《こっかい》の□《こう》□《ちょう》会《かい》

69日目の答え

①財産　②公営　③中核　④職　⑤広域　⑥交付　⑦公共　⑧特例交付　⑨中　⑩分権　⑪小　⑫監査　⑬自治　⑭政令　⑮知事　⑯特別

72日目 ニュースや新聞でよくみる政治用語

月　日

正解数　／15問

□にあてはまる漢字を書きましょう。

1 解釈《かいしゃく》□《かい》□《けん》
けん法かい正の手続きを経ず、その条項の解釈を変えるだけでけん法の意味を変えること。

2 □《い》□《けん》状態《じょうたい》
法律や制度などがけん法の趣旨に反していること。

3 □《みん》□《しゅ》主義《しゅぎ》
国みんがしゅ権を持ち、みずから行使する政治。

4 □《じ》□《ゆう》貿易《ぼうえき》
外国貿易に何の制限も加えず、保護もしないこと。

5 □《ひ》□《かく》三原則《さんげんそく》
かく兵器を、持たず、作らず、持ち込ませず、という防衛の基本政策。

6 ユーロ□《き》□《き》
ギリシャの財政ききをきっかけに欧州単一通貨の信用が低下したこと。

7 三権《さんけん》□《ぶん》□《りつ》
権力の濫用などを防ぐため、国家権力をりっ法・司法・行政の独りつした三機関にゆだねること。

8 国家《こっか》□《あん》□《ぜん》□《ほ》□《しょう》会議《かいぎ》
国家のあんぜんほしょうに関する重要事項や重大緊急事態に対処するために内閣に置かれる。

9 ふるさと□《のう》□《ぜい》
好きな市区町村への寄付のこと。ぜい金が控除され、お礼の品がもらえる場合がある。

10 ねじれ□《こっ》□《かい》
衆議院で与党が議席の過半数を持つ一方で、参議院では過半数に達していない状態のこと。

11 □《じょう》□《ほう》共有《きょうゆう》
知識やノウハウを、仲間と共有すること。

12 パリ□《きょう》□《てい》
国連気候変動枠組条約第21回締約国会議（COP21）で採決されたきょうてい。

13 □《どう》□《せい》パートナーシップ条例《じょうれい》
どうせいのどう伴者との間を、結婚に相当する関係として認める条例。

14 □《さい》□《せい》□《か》□《のう》エネルギー
太陽光や風力、水力などの自然界に常に存在するエネルギー。

15 □《せ(よ)》□《ろん》調査《ちょうさ》
ある一定数の人々を選んで意見を聞き、それを数量的にまとめたもの。

70日目の答え

①革新　②与党　③右派　④解党　⑤大同　⑥献金　⑦無党派　⑧連立　⑨大衆　⑩交付　⑪支持　⑫無　⑬議員　⑭党議　⑮公認　⑯国家　⑰泡沫　⑱届出　⑲推薦　⑳選挙区

73日目 投資&マネー

月　日

正解数

●□にあてはまる漢字やアルファベットを書きましょう。

1 □《さい》□《む》不履行《ふりこう》
支払期日までにがんぽんや利息などを払わないこと。

2 □《しょう》□《けん》会社《がいしゃ》
法律に基づいて、しょうけん業を営むことができる株式会社。

3 □《き》□《ぎょう》買収《ばいしゅう》
合併や株式の取得により、他の会社の支配権を獲得すること。

4 □《ぶん》□《ぱい》金《きん》
投資信たくのうんようの結果、得られた収益を口数に応じて投資家にわけるお金。

5 □《がん》□《ぽん》
利益や収益を生み出すもとになる財産。

6 □《がい》□《さい》
さいけん発行者ががい国で募集する公さいや社さい。

7 □《たん》□《ぽ》
さいむの履行をかくほするために、さい権者に提供されるもの。

8 □《エフ》□《エックス》
資金をしょうけん会社などに預たくして行う、外国通貨の売買取引。

9 □《うん》□《よう》会社《がいしゃ》
投資信たくをうんようする会社のこと。

10 信用《しんよう》□《かく》□《づ》け
かくづけ機関が投資家に対して将来支払いが行われるかの信用リスクを評価し、知らせること。

11 □《そう》□《ば》
市場で取引される商品や株式の値段。

12 □《かわ》□《せ》リスク
外貨建ての資産に投資することで、かわせそうばの変動によって生じるリスク。

13 金融《きんゆう》□《は》□《せい》商品《しょうひん》
株式やさいけん、かわせなど本来の商品からはせいした金融商品。株式、さいけん、かわせの先物取引、オプション取引、スワップ取引などの総称。

14 □《でん》□《し》交付《こうふ》サービス
投資家が事前の届け出により、「投資信たく説明書（目論見書）」や「取引報告書」などをインターネット等を通じて受け取ること。

15 ラップ□《こう》□《ざ》
金融機関と投資についての一任契約を結び、金融商品への投資を金融機関に任せる取引こうざ。

16 □《じゅ》□《たく》者《しゃ》
委たく者との契約により投資信たくの管理等を行う者のこと。

71日目の答え

①参・衆　②常任　③臨時　④定足　⑤立法　⑥調査　⑦協議　⑧解散　⑨運営　⑩審査　⑪強行　⑫審議　⑬牛歩　⑭白　⑮内閣　⑯施政方針　⑰召集　⑱補正　⑲所信　⑳公聴

74日目

身近な消費生活や家計

月　日

正解数　／20問

□にあてはまる漢字を書きましょう。

1 □《かい》□《ご》保険制度《ほけんせいど》

2 単身《たんしん》□《ふ》□《にん》手当《てあて》

3 複合《ふくごう》□《しょう》□《ぎょう》施設《しせつ》

4 販売《はんばい》□《きょう》□《そう》

5 消費《しょうひ》□《かく》□《だい》

6 □《せい》□《めい》保険《ほけん》

7 □《しょう》□《み》期限《きげん》

8 □《ほう》□《もん》販売《はんばい》

9 □《つう》□《しん》販売《はんばい》

10 □《はい》□《ぐう》者控除《しゃこうじょ》

11 □《か》□《でん》量販店《りょうはんてん》

12 □《ひゃっ》□《か》店《てん》

13 □《えい》□《が》館《かん》

14 □《ゆう》□《えん》地《ち》

15 □《がい》□《しょく》産業《さんぎょう》

16 □《けい》□《たい》電話《でんわ》

17 □《しょう》□《てん》街《がい》

18 □《こう》□《つう》機関《きかん》

19 □《ざっ》□《か》店《てん》

20 □《はん》□《か》街《がい》

72日目の答え

①改憲　②違憲　③民主　④自由　⑤非核　⑥危機　⑦分立　⑧安全保障　⑨納税　⑩国会　⑪情報　⑫協定　⑬同性　⑭再生可能　⑮世論

75日目 株や為替用語

月　日

正解数　／18問

●次のことばを読みましょう。

1 約定（　　　　）
金融取引において、売買が成立すること。

2 仕手株（　　　　）
株価を大きくつり上げたり下げたりする目的で売買される株。

3 出来高（　　　　）
証券取引所などで株式や債券などが売買された数。

4 成行注文（　　　　）
売買価格を指定しないで注文を出すこと。

5 青天井（　　　　）
取引相場が天井知らずに上がり続ける状態。

6 指値（　　　　）
売買価格を指定すること。

7 空売り（　　　　）
所有していない株を証券会社から借り、市場で売ること。

8 含み損（　　　　）
時価が購入時の価格よりも低い場合の差額。

9 損切り（　　　　）
損を覚悟で売却すること。

10 利ザヤ（　　　　）
売買で得た利益のこと。

11 底値（　　　　）
株価が、もうこれ以上下がらないだろうと思われる値段。

12 市場介入（　　　　）
中央銀行が外国為替市場で直接売買に介入すること。

13 配当（　　　　）
会社が株主に対して還元する利益の一部。

14 上場（　　　　）
株式会社が証券取引所において、株の売買を可能にすること。

15 未公開株（　　　　）
証券取引所で売買されていない株。

16 過去最高益（　　　　）
過去最高の利益のこと。

17 自社株（　　　　）
株式会社が有する自社の株式。

18 平均株価（　　　　）
一定数の銘柄の株価を平均した値。株式相場の変動をみるための指標。

73日目の答え

①債務　②証券　③企業　④分配　⑤元本　⑥外債　⑦担保　⑧FX　⑨運用　⑩格付　⑪相場　⑫為替　⑬派生　⑭電子　⑮口座　⑯受託

76日目 日本の歴代総理大臣

月　日

正解数　／20問

●次の人名を読みましょう。

1 大隈重信（　　）

2 伊藤博文（　　）

3 福田赳夫（　　）

4 羽田孜（　　）

5 山縣有朋（　　）

6 竹下登（　　）

7 原　敬（　　）

8 近衛文麿（　　）

9 池田勇人（　　）

10 大平正芳（　　）

11 西園寺公望（　　）

12 宮澤喜一（　　）

13 犬養毅（　　）

14 菅直人（　　）

15 海部俊樹（　　）

16 岸信介（　　）

17 村山富市（　　）

18 細川護熙（　　）

19 高橋是清（　　）

20 吉田茂（　　）

74日目の答え

①介護　②赴任　③商業　④競争　⑤拡大　⑥生命　⑦賞味　⑧訪問　⑨通信　⑩配偶　⑪家電　⑫百貨　⑬映画　⑭遊園　⑮外食　⑯携帯　⑰商店　⑱交通　⑲雑貨　⑳繁華

77日目 身近な税金用語

月　日　正解数　／

● □にあてはまる漢字を書きましょう。

1 □《るい》□《しん》課税《かぜい》
課税所得金額が大きくなるほど税率が上がる仕組み。

2 □《じ》□《どう》□《しゃ》税《ぜい》
くるまを持っている人にかかる税金。

3 所得《しょとく》□《こう》□《じょ》
その人の状況によって、税負担を調整するもの。

4 □《そう》□《ぞく》税《ぜい》
親などの財産を継いだ個人にかかる税金。

5 確定《かくてい》□《しん》□《こく》
一年間の所得金額や税金を計算して税務署にしんこくすること。

6 □《げん》□《せん》徴収《ちょうしゅう》
給与などの支払い時に、支払者が所得税を差し引いて国に納付すること。

7 □《こ》□《てい》資産税《しさんぜい》
土地や家屋などの財産にかかる税金。

8 税《ぜい》□《りつ》
課税対象に対する税額の割合。

9 □《しゅ》税《ぜい》
さけ類にかかる税金。

● 次の説明にあてはまることばを語群から選んで書きましょう。

10 商品《しょうひん》の販売《はんばい》やサービスの提供《ていきょう》にかかる税金《ぜいきん》。（　　　）

11 個人《こじん》の所得《しょとく》に対《たい》してかかる税金《ぜいきん》。（　　　）

12 輸入品《ゆにゅうひん》にかかる税金《ぜいきん》。（　　　）

13 税《ぜい》を納《おさ》める人《ひと》と負担《ふたん》する人《ひと》が別《べつ》である税金《ぜいきん》。（　　　）

14 資産《しさん》や財産《ざいさん》に課税《かぜい》すること。（　　　）

15 都道府県《とどうふけん》や市町村《しちょうそん》に納《おさ》める税《ぜい》金《きん》。（　　　）

16 会社《かいしゃ》の所得《しょとく》に対《たい》してかかる税《ぜい》金《きん》。（　　　）

17 所得《しょとく》から所得控除《しょとくこうじょ》を差《さ》し引《ひ》いた金額《きんがく》。（　　　）

語群
〔所得税《しょとくぜい》　法人税《ほうじんぜい》　間接税《かんせつぜい》
課税所得金額《かぜいしょとくきんがく》　地方税《ちほうぜい》
消費税《しょうひぜい》　資産課税《しさんかぜい》　関税《かんぜい》〕

75日目の答え
①やくじょう　②してかぶ　③できだか　④なりゆきちゅうもん　⑤あおてんじょう　⑥さしね　⑦からうり
⑧ふくみぞん（ふくみそん）　⑨そんぎり（そんきり）　⑩りザヤ　⑪そこね　⑫しじょうかいにゅう　⑬はいとう　⑭じょうじょう
⑮みこうかいかぶ　⑯かこさいこうえき　⑰じしゃかぶ　⑱へいきんかぶか

78日目 よく聞く販売用語

月　日　正解数　／13問

次の説明にあてはまることばを語群から選んで書きましょう。

1 倉庫《そうこ》などにある品物《しなもの》の量《りょう》、質《しつ》を適正《てきせい》に保《たも》つこと。（　　）

2 親企業《おやきぎょう》が加盟店《かめいてん》に与《あた》える、一定地域内《いっていちいきない》の一手販売権《いってはんばいけん》。（　　）

3 名《な》の通《とお》った銘柄《めいがら》。（　　）

4 配達《はいたつ》。配送《はいそう》。出前《でまえ》。（　　）

5 メーカーが希望小売価格《きぼうこうりかかく》などを設定《せってい》せず、自由《じゆう》に価格《かかく》を決《き》めること。（　　）

6 顧客《こきゃく》の年齢《ねんれい》・性別《せいべつ》・所得《しょとく》などによる区分《くぶん》。（　　）

7 事業《じぎょう》や業務《ぎょうむ》の一部《いちぶ》を外部《がいぶ》の会社《かいしゃ》に委託《いたく》すること。（　　）

8 通常《つうじょう》の流通《りゅうつう》ルートを通《とお》さず、直接《ちょくせつ》メーカーから仕入《しい》れ、低価格《ていかかく》で売《う》る店《みせ》。（　　）

9 何本《なんぼん》かのラインで商品名《しょうひんめい》や製造会社名《せいぞうがいしゃめい》、品目《ひんもく》などの商品情報《しょうひんじょうほう》が読《よ》み取《と》れる識別子《しきべつし》。（　　）

10 納入《のうにゅう》された品物《しなもの》が、伝票通《でんぴょうどお》りであるか、チェックすること。（　　）

11 日用品《にちようひん》や衣料品《いりょうひん》、食料品《しょくりょうひん》などを低価格《ていかかく》で販売《はんばい》する店《みせ》。（　　）

12 貿易《ぼうえき》での納品書《のうひんしょ》、請求書《せいきゅうしょ》のこと。（　　）

13 商品《しょうひん》に値札《ねふだ》を付《つ》ける作業《さぎょう》のこと。（　　）

語群
〔アウトソーシング　デリバリー　インボイス
セグメント　値札付《ねふだづ》け　バーコード　ブランド
オープン・プライス　ファクトリー・アウトレット　検品《けんぴん》
ディスカウント・ストア　フランチャイズ　在庫管理《ざいこかんり》〕

76日目の答え
①おおくましげのぶ　②いとうひろぶみ　③ふくだたけお　④はたつとむ　⑤やまがたありとも　⑥たけしたのぼる　⑦はらたかし　⑧このえふみまろ　⑨いけだはやと　⑩おおひらまさよし　⑪さいおんじきんもち　⑫みやざわきいち　⑬いぬかいつよし　⑭かんなおと　⑮かいふとしき　⑯きしのぶすけ　⑰むらやまとみいち　⑱ほそかわもりひろ　⑲たかはしこれきよ　⑳よしだしげる

79日目 よく耳にする経営・会計用語

月　日
正解数

●次の漢字を読みましょう。

1 執行役員（　　　　）
会社の業務執行に対して一定の責任と権限を持っている人。

2 無償減資（　　　　）
株主に会社財産の払い戻しを行わない減資のこと。

3 掛取引（　　　　）
代金を後日払う契約でする取引。

4 棚卸高（　　　　）
年度末など期末の製品・商品の在庫の額。

5 取締役会（　　　　）
株式会社に設置される会社の機関の一つ。業務の執行に関する会社の意思決定や監督を行う。

6 出納帳（　　　　）
出入金を明記した帳簿のこと。

7 収益性分析（　　　　）
投資している資本に対して、十分な利益を上げているかどうかを検討するために行われる分析。

8 継続雇用制度
（　　　　）
高年齢者雇用安定法により、事業者が雇用している高年齢者を、希望に応じて定年後も引き続き雇用する制度。

●□にあてはまる漢字を書きましょう。

9 □《けっ》□《さん》
期末に帳簿を締切り、経営成績や財政状態を確定する帳簿上の手続き。

10 □《ふ》□《わたり》手《て》形《がた》
支払人から支払いを拒絶された手形。

11 □《りゅう》□《どう》資《し》産《さん》
短期間に現金で回収されうる資産。

12 □《たい》□《しゃく》対照表《たいしょうひょう》
負債・資本と資産を対照表示した一覧表。

13 □《かく》□《てい》申《しん》告《こく》
所得のある納税者が1～12月までの所得金額と、支払うべき所得税額を算出し、申告書を税務署に出す手続き。

14 □《うり》□《かけ》金《きん》
商品や製品をうったがまだ代金を受け取っていない営業上の未収入金。

15 □《けい》□《じょう》利《り》益《えき》
営業利益とそれ以外の利益も含めて、企業が事業全般にわたって生み出した利益。

77日目の答え

①累進 ②自動車 ③控除 ④相続 ⑤申告 ⑥源泉 ⑦固定 ⑧率 ⑨酒
⑩消費税 ⑪所得税 ⑫関税 ⑬間接税 ⑭資産課税 ⑮地方税 ⑯法人税 ⑰課税所得金額

第4章

色々な
ことばや
言い回し

80日目 和歌や俳句

月　日

正解数　／16問

●次の説明にあてはまることばを語群から選んで書きましょう。

1 俳句《はいく》で、季節《きせつ》を表《あらわ》すために詠《よ》みこむことば。（　　　）

2 短歌《たんか》で、初《はじ》めの五《ご》・七《しち》・五《ご》の三《さん》句《く》。（　　　）

3 和歌《わか》で、特定《とくてい》の語句《ごく》の上《うえ》について修飾《しゅうしょく》することば。（　　　）

4 和歌《わか》で、意味《いみ》の切《き》れ目《め》のある所《ところ》。（　　　）

5 俳句《はいく》の季語《きご》を集《あつ》めて分類《ぶんるい》した書《しょ》物《もつ》。（　　　）

6 俳句《はいく》で、句《く》の切《き》れ目《め》や文末《ぶんまつ》に置《お》く語《ご》。（　　　）

7 すぐれた古歌《こか》の語句《ごく》や発想《はっそう》などを取《と》り入《い》れる技巧《ぎこう》。（　　　）

8 和歌《わか》撰集《せんしゅう》で作者《さくしゃ》不明《ふめい》のときに記《しる》す語《ご》。（　　　）

語群
〔歳時記《さいじき》　枕詞《まくらことば》　本歌取《ほんかど》り
季語《きご》　詠《よ》み人《びと》知《し》らず　句切《くぎ》れ
上《かみ》の句《く》　切《き》れ字《じ》〕

●（　）にあてはまることばを語群から選んで書きましょう。

9 きまりに従《したが》って作《つく》られた俳句《はいく》を（　　　）という。

10 （　　　）は、自然界《しぜんかい》の現象《げんしょう》を客観的《きゃっかんてき》に詠《よ》むべきだとする俳句《はいく》の理念《りねん》。

11 四季《しき》折々《おりおり》の自然《しぜん》の美《うつく》しい風景《ふうけい》を（　　　）という。

12 （　　　）もおろそかにしない。

13 書画《しょが》や詩文《しぶん》などにすぐれた人《ひと》を（　　　）と呼《よ》ぶ。

14 （　　　）とは、漢詩《かんし》や和歌《わか》を作《つく》り、楽器《がっき》を奏《かな》でること。

15 （　　　）は、歌《うた》は世情《せじょう》をよく反映《はんえい》しているものだということ。

16 （　　　）は、風流《ふうりゅう》より実質《じっしつ》を重《おも》んじよということ。

語群
〔文人墨客《ぶんじんぼっかく》　有季定型《ゆうきていけい》
雪月花《せつげっか》　一言半句《いちごんはんく》
詩歌管弦《しいかかんげん》　花鳥諷詠《かちょうふうえい》
詩《し》を作《つく》るより田《た》を作《つく》れ
歌《うた》は世《よ》につれ世《よ》は歌《うた》につれ〕

78日目の答え

①在庫管理　②フランチャイズ　③ブランド　④デリバリー　⑤オープン・プライス　⑥セグメント　⑦アウトソーシング
⑧ファクトリー・アウトレット　⑨バーコード　⑩検品　⑪ディスカウント・ストア　⑫インボイス　⑬値札付け

81日目 なつかしい遊び

月　日
正解数　　／20問

次の漢字を読みましょう。

1 竹馬（　　　　）
2 独楽（　　　　）
3 ぬり絵（　　　　）
4 着替人形（　　　　）
5 迷路（　　　　）
6 折紙（　　　　）
7 お絵描（　　　　）き
8 シャボン玉（　　　　）
9 羽子板（　　　　）
10 紙芝居（　　　　）
11 石蹴（　　　　）り
12 お手玉（　　　　）
13 草野球（　　　　）
14 昆虫採集（　　　　）
15 水鉄砲（　　　　）
16 秘密基地（　　　　）
17 双六（　　　　）
18 影絵（　　　　）
19 糸電話（　　　　）
20 将棋（　　　　）

79日目の答え

①しっこうやくいん　②むしょうげんし　③かけとりひき　④たなおろしだか　⑤とりしまりやくかい　⑥すいとうちょう　⑦しゅうえきせいぶんせき　⑧けいぞくこようせいど　⑨決算　⑩不渡　⑪流動　⑫貸借　⑬確定　⑭売掛　⑮経常

82日目 人間関係

月　日　正解数

● □にあてはまる漢字を書きましょう。

1 □《あい》□《しょう》がいい。

2 生涯《しょうがい》の□《はん》□《りょ》を得《え》る。

3 □《おさな》□《な》□《じみ》と再会《さいかい》する。

4 けんか相手《あいて》と□《わ》□《かい》する。

5 □《どう》□《きゅう》□《せい》に会《あ》う。

6 □《どう》□《りょう》の結婚式《けっこんしき》に出《で》る。

7 □《いっ》□《ぴき》□《おおかみ》として生《い》きる。

8 □《は》□《ばつ》争《あらそ》いに巻《ま》き込《こ》まれる。

9 □《こ》□《が》いの部下《ぶか》に背《そむ》かれる。

10 首相《しゅしょう》の□《そっ》□《きん》に会《あ》う。

● ―線の漢字の読みを書きましょう。

11 犬猿の仲《なか》（　　）
とても仲が悪いことのたとえ。

12 刎頸の交《まじ》わり（　　）
とても親密な付き合い。

13 竹馬の友《とも》（　　）
おさない頃からの友達。

14 無二の親友《しんゆう》（　　）
かけがえのない友。

15 丁々《ちょうちょう》発止（　　）
お互いに激しく言い合うこと。

16 巧言令色《れいしょく》（　　）
お世辞を言って、こびること。

17 厚顔《こうがん》無恥（　　）
ずうずうしくて、恥知らずなこと。

18 偕老同穴《どうけつ》（　　）
夫婦が死ぬまで仲よく連れ添うことのたとえ。

19 相思相愛《そうあい》（　　）
お互いに愛し合い、慕い合うこと。

80日目の答え

①季語　②上の句　③枕詞　④句切れ　⑤歳時記　⑥切れ字　⑦本歌取り　⑧詠み人知らず
⑨有季定型　⑩花鳥諷詠　⑪雪月花　⑫一言半句　⑬文人墨客　⑭詩歌管弦　⑮歌は世につれ世は歌につれ　⑯詩を作るより田を作れ

83日目 学校生活

月　日

正解数　／15問

● □にあてはまる漢字を書きましょう。

1 けがをして□《ほ》□《けん》□《しつ》に行《い》く。

2 □《ほう》□《か》□《ご》は部活《ぶかつ》がある。

3 明日《あした》から□《しん》□《がっ》□《き》だ。

4 □《こう》□《ばい》部《ぶ》でパンを買《か》う。

5 ホームルームの□《よ》□《れい》。

6 □《しゅう》□《がく》旅行《りょこう》は沖縄《おきなわ》だ。

7 □《しょく》□《いん》□《しつ》に呼《よ》ばれる。

8 □《きょう》□《とう》先生《せんせい》のお話《はなし》。

9 □《きゅう》□《しょく》が楽《たの》しみだ。

10 明日《あした》は□《ほ》□《ご》□《しゃ》会《かい》だ。

● 次の説明にあてはまることばを語群から選んで書きましょう。

11 夜《よる》が長《なが》い秋《あき》は読書《どくしょ》にぴったりだということ。
（　　　　　　　）

12 苦労《くろう》して勉強《べんきょう》をした成果《せいか》。
（　　　　　　　）

13 昔《むかし》のことを研究《けんきゅう》して新《あたら》しい知識《ちしき》や見解《けんかい》を得《え》ること。
（　　　　　　　）

14 出世《しゅっせ》して名声《めいせい》を得《え》たいという望《のぞ》み。
（　　　　　　　）

15 始《はじ》めたときの真剣《しんけん》な気持《きも》ちを忘《わす》れるなということ。
（　　　　　　　）

語群
〔青雲《せいうん》の志《こころざし》　灯火《とうか》親《した》しむべし
蛍雪《けいせつ》の功《こう》
故《ふる》きを温《たず》ねて新《あたら》しきを知《し》る
初心《しょしん》忘《わす》るべからず〕

81日目の答え
①たけうま　②こま　③え　④きせかえにんぎょう　⑤めいろ　⑥おりがみ　⑦えか　⑧だま　⑨はごいた　⑩かみしばい
⑪いしけ　⑫てだま　⑬くさやきゅう　⑭こんちゅうさいしゅう　⑮みずでっぽう　⑯ひみつきち　⑰すごろく　⑱かげえ
⑲いとでんわ　⑳しょうぎ

84日目 料理や食べ物

月　日

正解数　／15問

● （　）にあてはまることばを語群から選んで、慣用句を完成させましょう。

1 彼女《かのじょ》はお姉《ねえ》さんと「（　　　）二《ふた》つ」だ。

2 彼《かれ》は画家《がか》として今《いま》が最《もっと》も「（　　　）が」乗《の》っている。

3 妻《つま》が「（　　　）を焼《や》く」ので飲《の》みに行《い》けない。

4 海水浴場《かいすいよくじょう》は「（　　　）を洗《あら》う」ような混雑《こんざつ》ぶりだ。

5 京都《きょうと》の町屋《まちや》は奥行《おくゆ》きが深《ふか》く、「（　　　）の寝床《ねどこ》」といわれる。

6 不用意《ふようい》な発言《はつげん》を繰《く》り返《かえ》して「（　　　）を付《つ》け」た。

7 彼《かれ》とは「同《おな》じ釜《かま》の（　　　）を食《く》」った仲《なか》だ。

8 上司《じょうし》に「（　　　）を擂《す》る」ばかりの嫌《いや》なやつ。

語群
〔瓜《うり》　胡麻《ごま》　芋《いも》　味噌《みそ》　飯《めし》
焼《や》き餅《もち》　鰻《うなぎ》　脂《あぶら》〕

● 次の意味のことわざ・故事成語を語群から選んで書きましょう。

9 少《すこ》しの元手《もとで》で多《おお》くの利益《りえき》を得《え》ること。（　　　）

10 膾《なます》やあぶり物《もの》のように、広《ひろ》くもてはやされる。（　　　）

11 打《う》ちひしがれて、うなだれていること。（　　　）

12 相手《あいて》のなすがままで、まかせるしかないこと。（　　　）

13 酒《さけ》や肉《にく》がたくさんある、ぜいたくな宴席《えんせき》。（　　　）

14 絵《え》に描《か》いた餅《もち》のように、役《やく》に立《た》たないもの。（　　　）

15「濡《ぬ》れ手《て》で（　　　）」の大《おお》もうけ。

語群
〔海老《えび》で鯛《たい》を釣《つ》る　画餅《がべい》
青菜《あおな》に塩《しお》　まな板《いた》の鯉《こい》　粟《あわ》
酒池肉林《しゅちにくりん》　人口《じんこう》に膾炙《かいしゃ》する〕

82日目の答え

①相性　②伴侶　③幼馴染　④和解　⑤同級生　⑥同僚　⑦一匹狼　⑧派閥　⑨子飼　⑩側近
⑪けんえん　⑫ふんけい　⑬ちくば　⑭むに　⑮はっし　⑯こうげん　⑰むち　⑱かいろう　⑲そうし

85日目 おさえておきたい大人の言い回し

月　日　正解数　／19問

● ―線の漢字の読みを書きましょう。

1 仮借ない（　　　　）
許したり、見逃したりしないこと。

2 徒となる（　　　　）
無駄になってしまうこと。

3 虚を衝《つ》く（　　　　）
相手が無防備なところにつけこみ、攻めること。

4 なす術がない（　　　　）
方法が何もないこと。

5 逆捩じを食《く》わせる（　　　　）
非難や抗議に対して、非難し返すこと。

6 一糸もまとわない（　　　　）
衣類をひとつも身につけていない状態。

7 お歴歴（　　　　）
身分や地位の高い人たち。

8 極め付《つ》き（　　　　）
優れたものとして定評があること。

9 判官びいき（　　　　）
弱い立場の人に同情すること。

10 三すくみ（　　　　）
三者がけん制し合って、身動きがとれないこと。

● （　）にあてはまることばを語群から選んで書きましょう。

11 今《いま》の人気《にんき》に（　　　　）をかいてはいけない。

12 激《はげ》しい思《おも》いに（　　　　）を焦《こ》がす。

13 彼《かれ》は書家《しょか》として（　　　　）を成《な》した。

14 （　　　　）も言《い》われぬ香《かお》りがただよってきた。

15 健康《けんこう》ブームが会社《かいしゃ》の発展《はってん》に（　　　　）をかけた。

16 （　　　　）は最高《さいこう》のソースというが、本当《ほんとう》だね。

17 遠《とお》い故郷《こきょう》の空《そら》に（　　　　）を馳《は》せる。

18 長年会社《ながねんかいしゃ》の（　　　　）を取《と》ってきた専務《せんむ》が勇退《ゆうたい》した。

19 詩《し》の言葉《ことば》が心《こころ》の（　　　　）に触《ふ》れた。

語群〔思《おも》い　琴線《きんせん》　舵《かじ》　一家《いっか》　胡坐《あぐら》　身《み》　空腹《くうふく》　拍車《はくしゃ》　得《え》〕

83日目の答え

①保健室　②放課後　③新学期　④購買　⑤予鈴　⑥修学　⑦職員室　⑧教頭　⑨給食　⑩保護者
⑪灯火親しむべし　⑫蛍雪の功　⑬故きを温ねて新しきを知る　⑭青雲の志　⑮初心忘るべからず

86日目 動物にまつわる漢字

月　日

正解数　／17問

● □にあてはまる漢字を書きましょう。

1 三頭《さんとう》の□《くま》。

2 □《さる》□《やま》のボス。

3 □《いぬ》の散歩《さんぽ》。

4 □《み》□《け》□《ねこ》を飼《か》う。

5 牧場《ぼくじょう》の□《うし》。

6 □《けい》□《ば》□《じょう》を見学《けんがく》する。

7 アフリカ□《ぞう》。

8 □《よう》□《もう》を刈《か》る。

9 □《ぶた》を飼育《しいく》する。

10 □《しか》の角《つの》。

● □にあてはまる漢字を語群から選んで書きましょう。

11 取《と》らぬ□《たぬき》の皮算用《かわざんよう》
まだ手に入るかどうかもわからないうちから当てにして、あれこれと計画を立てること。

12 □《あり》の穴《あな》から堤《つつみ》も崩《くず》れる
ごくわずかな不注意や油断から、取り返しがつかなくなるほどの大惨事が起きることのたとえ。

13 □《じゃ》の道《みち》は□《へび》
同類のものは、お互いがその事情について容易に察することができることのたとえ。

14 □《とら》の威《い》を借《か》る狐《きつね》
権力者の力に頼っていばる、つまらない者のたとえ。

15 泣《な》き面《つら》に□《はち》
不幸や不運が重なることのたとえ。

16 □《ちょ》突猛進《とつもうしん》
ものすごい勢いで、周りをまったく見ずに突き進むこと。

17 □《し》□《し》奮迅《ふんじん》
勢いが激しいことのたとえ。

語群
〔虎　蛇　狸　獅子　猪　蜂　蟻　蛇〕

84日目の答え

①瓜　②脂　③焼き餅　④芋　⑤鰻　⑥味噌　⑦飯　⑧胡麻　⑨海老で鯛を釣る　⑩人口に膾炙する　⑪青菜に塩　⑫まな板の鯉　⑬酒池肉林　⑭画餅　⑮要

87日目

二十四節気

月　日

正解数 /20問

次の漢字を読みましょう。

1 立春（　　）
2 雨水（　　）
3 啓蟄（　　）
4 春分（　　）
5 清明（　　）
6 立夏（　　）
7 芒種（　　）
8 夏至（　　）
9 小暑（　　）
10 大暑（　　）

11 立秋（　　）
12 処暑（　　）
13 白露（　　）
14 秋分（　　）
15 寒露（　　）
16 霜降（　　）
17 立冬（　　）
18 大雪（　　）
19 冬至（　　）
20 小寒（　　）

85日目の答え

①かしゃく　②あだ　③きょ　④すべ　⑤さかね　⑥いっし　⑦れきれき　⑧きわ　⑨ほうがん（はんがん）　⑩さん
⑪胡坐　⑫身　⑬一家　⑭得　⑮拍車　⑯空腹　⑰思い　⑱舵　⑲琴線

88日目 地学にまつわることば

月　日
正解数

●次の漢字を読みましょう。

1 蜃気楼（　　　）
2 十六夜（　　　）
3 昴（　　　）
4 空風（　　　）
5 鰯雲（　　　）
6 短夜（　　　）
7 干潟（　　　）
8 東雲（　　　）
9 朝凪（　　　）
10 望月（　　　）

●□にあてはまる漢字を語群から選んで書きましょう。

11 名《な》のない星《ほし》は□から出《で》る
つまらない者ほど早くから出てくることのたとえ。

12 □□山《やま》を移《うつ》す
どんな困難なことも、努力を続ければ成し遂げられるということ。

13 □に架《か》け橋《はし》
望んでも、かなえられないこと。

14 転《ころ》がる石《いし》には□が生《は》えぬ
こまめに体を動かす人が健康なことのたとえ。

15 □天荒《てんこう》
今まで誰も成し得なかったことを初めて行うこと。

16 □に嵐《あらし》
よいことには、何かと邪魔が入りやすいことのたとえ。

17 □□に乗《の》り上《あ》げる
思わぬ妨げで、物事の進行が止まること。

18 □□の差《さ》
大きくかけ離れていること。

語群
〔暗礁《あんしょう》　宵《よい》　雲《くも》　花《はな》
雲泥《うんでい》　愚公《ぐこう》　苔《こけ》　破《は》〕

86日目の答え
①熊　②猿山　③犬　④三毛猫　⑤牛　⑥競馬場　⑦象　⑧羊毛　⑨豚　⑩鹿
⑪狸　⑫蟻　⑬蛇・蛇　⑭虎　⑮蜂　⑯猪　⑰獅子

気候

月　日

正解数　／18問

● 次の漢字を読みましょう。

1 二百十日（　　　）

2 空梅雨（　　　）

3 小春日和（　　　）

4 花冷（　　　）え

5 風花（　　　）

6 五月雨（　　　）

7 春時雨（　　　）

8 吹雪（　　　）

9 樹氷（　　　）

10 氷雨（　　　）

● □にあてはまる漢字を語群から選んで書きましょう。

11 三寒《さんかん》□□
冬、三日ほど寒い日が続き、そのあとよっかくらい暖かい日が続くこと。

12 □□東低《とうてい》
日本付近の気圧配置のひとつ。冬によくあり、にしの気圧がたかくなり、東の気圧が低くなる。

13 晴耕《せいこう》□□
悠々自適の生活をすること。

14 五風《ごふう》□□
五日に一度風が吹き、とおかに一度あめが降る。つまり気候が順調、世の中が平和なことのたとえ。

15 夕焼《ゆうや》けは□□
西の空に雲がないので、翌日ははれるということ。

16 □の前《まえ》の静《しず》けさ
異変前の不気味な静まり方。

17 □□の慈雨《じう》
日照り続きのあとに降る、恵みの雨のこと。

18 夕虹《ゆうにじ》□□の旱《ひでり》
夕方虹が出るのは、晴天が続くしるし。

語群
〔干天《かんてん》　十雨《じゅうう》　晴《は》れ　雨読《うどく》　嵐《あらし》　四温《しおん》　西高《せいこう》　百日《ひゃくにち》〕

87日目の答え

①りっしゅん　②うすい　③けいちつ　④しゅんぶん　⑤せいめい　⑥りっか　⑦ぼうしゅ　⑧げし　⑨しょうしょ　⑩たいしょ
⑪りっしゅう　⑫しょしょ　⑬はくろ　⑭しゅうぶん　⑮かんろ　⑯そうこう　⑰りっとう　⑱たいせつ　⑲とうじ　⑳しょうかん

90日目 意味をまちがえやすいことば

月　日　正解数

●□にあてはまる漢字を書きましょう。

1 □《き》が□《お》けない
きを使うことなく、心から打ち解ける様子。

2 □《した》にも□《お》かない
とても丁寧にもてなすこと。

3 □《じっ》□《し》に余《あま》る
じっぽんのゆびでは数えきれないくらい。

4 勝《まさ》るとも□《おと》らない
他と比較し、互角かそれ以上であること。

5 □《かく》□《しん》犯《はん》
しんねんに基づき、正しい行為としんじて行われる犯罪。

6 □《なさ》けは人《ひと》のためならず
人に親切にしておけば、やがてはよい報いとなって戻ってくること。

7 □《ま》□《ご》にも衣《い》装《しょう》
誰でも外見を着飾れば、立派にみえる。

8 □《なが》れに棹《さお》さす
物事を時りゅうに乗せて、順調に進行させること。

9 □《か》れ木《き》も□《やま》の賑《にぎ》わい
つまらないものでも、ないよりはあったほうがよいというたとえ。

●次の意味にあてはまることばを語群から選んで書きましょう。

10 立派《りっぱ》な人《ひと》は、過《あやま》ちと知《し》ればすぐにそれを改《あらた》めるものだ。（　　）

11 無理《むり》に力《ちから》を加《くわ》えて、かえって害《がい》すること。（　　）

12 他人《たにん》の誤《あやま》った言動《げんどう》でも、自分《じぶん》の修養《しゅうよう》の役《やく》に立《た》つということ。（　　）

13 不義理《ふぎり》などをしていて、その人《ひと》の家《いえ》に行《い》きにくいこと。（　　）

14 若者《わかもの》は多《おお》くの可能性《かのうせい》を秘《ひ》めているから畏敬《いけい》すべきだ。（　　）

15 よいことには邪魔《じゃま》が入《はい》りやすい。（　　）

16 しっかり準備《じゅんび》をしてチャンスを待《ま》つ。（　　）

17 出世《しゅっせ》するための関門《かんもん》。厳《きび》しい試《し》験《けん》のたとえ。（　　）

語群
〔君子《くんし》は豹変《ひょうへん》す　他山《たざん》の石《いし》
敷居《しきい》が高《たか》い　後生畏《こうせいおそ》るべし
好事魔《こうじま》多《おお》し　助長《じょちょう》　登竜門《とうりゅうもん》
満《まん》を持《じ》す〕

88日目の答え
①しんきろう　②いざよい（じゅうろくや）　③すばる　④からかぜ　⑤いわしぐも　⑥みじかよ　⑦ひがた　⑧しののめ　⑨あさなぎ
⑩もちづき　⑪宵　⑫愚公　⑬雲　⑭苔　⑮破　⑯花　⑰暗礁　⑱雲泥

91日目　衣類の名称

月　日　正解数　／16問

● 次の説明にあてはまる衣類にかかわることばを、語群から選んで書きましょう。

1 衣《い》服《ふく》の、首《くび》の周《まわ》りの部《ぶ》分《ぶん》。（　　　　）

2 衣《い》服《ふく》の、左《さ》右《ゆう》の腕《うで》を覆《おお》う部《ぶ》分《ぶん》。（　　　　）

3 衣《い》服《ふく》の下《した》の縁《ふち》。（　　　　）

4 そでをつけるために、身《み》ごろをくった部《ぶ》分《ぶん》。（　　　　）

5 洋《よう》服《ふく》に取《と》り付《つ》けた袋《ふくろ》状《じょう》の物《もの》入《い》れ。（　　　　）

6 衣《い》類《るい》などの縦《たて》方《ほう》向《こう》の長《なが》さ。（　　　　）

7 洋《よう》裁《さい》で、えりぐりの部《ぶ》分《ぶん》などの始《し》末《まつ》に用《もち》いる布《ぬの》。（　　　　）

8 ワイシャツや婦《ふ》人《じん》服《ふく》のそで口《ぐち》。（　　　　）

語群
〔見《み》返《かえ》し　えり　そで
ポケット　そでぐり　たけ
すそ　カフス〕

● 次の説明にあてはまる衣類を語群から選んで書きましょう。

9 背《せ》広《びろ》の下《した》などに着《き》る、えり付《つ》きのシャツ。（　　　　）

10 着《き》物《もの》の上《うえ》に着《き》る丈《たけ》の短《みじか》い衣《い》服《ふく》。（　　　　）

11 上《じょう》半《はん》身《しん》に着《き》る、ゆったりしたシャツ風《ふう》の衣《い》服《ふく》。（　　　　）

12 毛《け》糸《いと》で編《あ》んだ、前《まえ》あきでボタン留《ど》めの上《うわ》着《ぎ》。（　　　　）

13 えりの付《つ》いた半《はん》そでのスポーツシャツ。（　　　　）

14 そでがない、短《みじか》い胴《どう》着《ぎ》。（　　　　）

15 普《ふ》通《つう》の着《き》物《もの》より大《おお》きめの、綿《わた》入《い》れの着《き》物《もの》。（　　　　）

16 丈《じょう》夫《ぶ》な綿《めん》布《ぷ》で作《つく》られたズボン。（　　　　）

語群
〔ポロシャツ　チノパン
カーディガン　ブラウス
ベスト　はんてん　どてら
ワイシャツ〕

89日目の答え

①にひゃくとおか　②からつゆ　③こはるびより　④はなび　⑤かざはな（かざばな）　⑥さみだれ（さつきあめ）　⑦はるしぐれ　⑧ふぶき　⑨じゅひょう　⑩ひさめ　⑪四温　⑫西高　⑬雨読　⑭十雨　⑮晴れ　⑯嵐　⑰干天　⑱百日

92日目 基本のことわざ

月　日

正解数

●□にあてはまる漢字を書いて、ことわざを完成させましょう。

1 親《おや》の心《こころ》□《こ》知《し》らず

親の気持ちも知らないで、こどもは勝手なふるまいをすること。

2 逃《に》がした□《さかな》は大《おお》きい

手に入れそこなったものは、実際よりも立派に思えるものだ。

3 かわいさ余《あま》って□《にく》さ百倍《ひゃくばい》

かわいいと思う気持ちが強いほど、いったん嫌になると、その気持ちが強くなる。

4 金《かね》の切《き》れ目《め》が□《えん》の切《き》れ目《め》

金がなくなったとき、関係も切れるということ。

5 壁《かべ》に耳《みみ》あり□《しょう》□《じ》に目《め》あり

秘密は漏れやすいということ。

6 後《うし》ろ□《ゆび》をさされる

陰であれこれ悪口を言われること。

7 好《す》きこそものの□《じょう》□《ず》なれ

好きなことは飽きずに努力するから、じょうたつも早いということ。

8 旅《たび》の□《はじ》は掻《か》き捨《す》て

旅先では知り合いがいないので、ふだんやらないようなことも平気でやってしまうこと。

9 □《あく》□《せん》身《み》に付《つ》かず

働かずに得たお金は結局浪費してしまい、残らないということ。

10 □《どう》□《びょう》相憐《あいあわ》れむ

おなじ悩みを持つ者どうしは気持ちがよくわかるから、どうじょうし合う。

11 備《そな》えあれば□《うれ》いなし

日頃からしっかり準備していれば、心配はいらないということ。

12 習《なら》うより□《な》れよ

教わるより体験するほうがすぐに覚える。

13 蓼食《たでく》う□《むし》も好《す》き好《ず》き

人の好き嫌いは多様であるということ。

14 残《のこ》り物《もの》には□《ふく》がある

人が残した物の中に、思いがけずよいものがあるということ。

15 □《おび》に短《みじか》したすきに長《なが》し

中途半端で役に立たないこと。

16 □《りょう》□《やく》口《くち》に苦《にが》し

自分の身のためになるありがたい言葉は、聞きづらい。

90日目の答え

①気・置　②下・置　③十指　④劣　⑤確信　⑥情　⑦馬子　⑧流　⑨枯・山
⑩君子は豹変す　⑪助長　⑫他山の石　⑬敷居が高い　⑭後生畏るべし　⑮好事魔多し

93日目 基本のことわざ・故事成語

月　日
正解数　／16問

□にあてはまる漢字を書いて、ことわざ・故事成語を完成させましょう。

1 言うは□《やす》く行《おこな》うは□《かた》し
言うだけなら簡単だが、言ったことを実行するのは、なかなかむずかしいということ。

2 推《すい》□《こう》
文章や詩歌の字句を何度も練り直すこと。

3 衣《い》食《しょく》足《た》りて□《れい》□《せつ》を知《し》る
生活にゆとりができて初めて、れいぎに心を向けられるようになる。

4 □《かさ》に着《き》る
権力者の後ろ盾があるのをいいことに、威張り散らすこと。

5 雌《し》□《ゆう》を決《けっ》する
決着をつけること。

6 一日《いちじつ》の□《ちょう》
経験や技術が、ほかの人よりも少し優れていること。

7 塞翁《さいおう》が□《うま》
人生の幸不幸は、予測ができないことのたとえ。

8 □《ご》□《じっ》歩《ぽ》百《ひゃっ》歩《ぽ》
似たり寄ったりで、たいして違いのないこと。

9 漁夫《ぎょふ》の□《り》
両者が争っているすきに、別の者がりえきを横取りすること。

10 弁慶《べんけい》の□《な》き所《どころ》
その人にとって、たった一つの弱点。

11 □《かん》□《はつ》を容《い》れず
少しの時間もおかない様子。

12 □《こ》は鎹《かすがい》
こどもは、夫婦仲をつなぎとめる鎹のようなものだ。

13 先見《せんけん》の□《めい》
何かが起きる前に、それを見抜く見識。

14 渡《わた》りに□《ふね》
困っているときに、よい条件を出されること。

15 烏《う》□《ごう》の衆《しゅう》
統制も規制もなく集まった群衆のこと。

16 背水《はいすい》の□《じん》
一歩も引けない状況で、必死の覚悟であたること。

91日目の答え

①えり　②そで　③すそ　④そでぐり　⑤ポケット　⑥たけ　⑦見返し　⑧カフス
⑨ワイシャツ　⑩はんてん　⑪ブラウス　⑫カーディガン　⑬ポロシャツ　⑭ベスト　⑮どてら　⑯チノパン

94日目 教養が上がる大人の言い回し

月　日　正解数

● ―線の漢字の読みを書きましょう。

1 鯉《こい》口を切《き》る（　　　）
刀を抜く格好に入ること。

2 遣らずの雨《あめ》（　　　）
足止めをするように降る雨。

3 一矢報《むく》いる（　　　）
一方的に負けているが、少しでも反撃すること。

4 鹿島立《だ》ち（　　　）
旅行に行くこと。

5 卒爾ながら（　　　）
突然失礼ではございますが。

6 累卵の危《あや》うき（　　　）
とても不安定で、危険な状態のこと。

7 老婆心《しん》（　　　）
必要以上の親切心。

8 水泡に帰《き》する（　　　）
失敗することによって、これまでの努力が水の泡になること。

9 正念場《ば》（　　　）
自分の力を発揮する、ここぞという大切な場面。

10 大岡《おおおか》裁き（　　　）
公正で、人情味あふれる裁定。

● （　）にあてはまることばを語群から選んで書きましょう。

11 変《へん》に（　　　）ことはやめよう。

12 祖《そ》父《ふ》は（　　　）に快方《かいほう》に向《む》かっている。

13 （　　　）いて語《かた》り合《あ》う。

14 最盛期《さいせいき》には（　　　）客《きゃく》の入《い》りだ。

15 （　　　）ことなく正攻法《せいこうほう》で攻《せ》める。

16 （　　　）ような大雨《おおあめ》になる。

17 説得《せっとく》が（　　　）して人質《ひとじち》が解放《かいほう》される。

18 敵《てき》の守《まも》りに（　　　）。

語群
〔胸襟《きょうきん》を開《ひら》く　楔《くさび》を打《う》ちこむ　功《こう》を奏《そう》する
気《き》を回《まわ》す　奇《き》をてらう
車軸《しゃじく》を流《なが》す　薄紙《うすがみ》をはぐよう
及《およ》びもつかない〕

92日目の答え
①子　②魚　③憎　④縁　⑤障子　⑥指　⑦上手　⑧恥　⑨悪銭　⑩同病

95日目 日常生活でよく使う慣用句

月　日　正解数　／16問

□にあてはまる漢字を書きましょう。

1 足《あし》が□《ぼう》になる
歩き続けたり立ち続けたりして、足の筋肉がこわばること。

2 □《けむ》に巻《ま》く
大げさにまくし立てて、相手を戸惑わせること。

3 □《きも》を潰《つぶ》す
予想外の結果にとても驚くこと。

4 □《あわ》を食《く》う
驚きあわてること。

5 □《かぶ》が上《あ》がる
その人に対する評価が上がること。

6 □《いた》につく
職業や態度、服装などが似合っていること。

7 後《うし》ろ□《がみ》を引《ひ》かれる
未練があって、きっぱりと思いきれないこと。

8 顔《かお》に□《どろ》を塗《ぬ》る
恥をかかせること。体面を傷つけること。

9 □《おん》□《ど》を取《と》る
先頭に立って物事を取りまとめる。

10 □《お》鰭《ひれ》を付《つ》ける
事実以外のことを加えて、話を誇張すること。

11 □《くぎ》を刺《さ》す
後で問題が起きないように、あらかじめ念を押す。

12 □《のど》から手《て》が出《で》る
欲しくて欲しくてたまらないたとえ。

13 根《ね》掘《ほ》り□《は》掘《ほ》り
しつこく問いただすさま。

14 □《した》を巻《ま》く
ひどく驚いたり感心したりする。

15 鳴《な》かず□《と》ばず
活躍せず、忘れられたような存在。

16 取《と》り付《つ》く□《しま》もない
全く相手にされない様子。

93日目の答え
①易・難 ②敵 ③礼節 ④笠 ⑤雄 ⑥長 ⑦馬 ⑧五十 ⑨利 ⑩泣 ⑪間髪 ⑫子 ⑬明 ⑭船 ⑮合 ⑯陣

気候

●次の漢字を読みましょう。

1 稲妻（　　）

2 結露（　　）

3 陽炎（　　）

4 春一番（　　）

5 積乱雲（　　）

6 立待月（　　）

7 霰（　　）

8 細雪（　　）

9 桜前線（　　）

10 春雷（　　）

●□にあてはまる漢字を語群から選んで書きましょう。

11 森羅《しんら》□□
宇宙間に存在するありとあらゆることや、げんしょうのこと。

12 □□一過《いっか》
たいふうが過ぎること。そのあとの晴天。

13 晴好《せいこう》□□
晴れの日もあめの日も景色がよく、それぞれ趣が異なること。

14 □晴《は》れて笠《かさ》を忘《わす》る
苦しいときが過ぎると、そのときに受けた恩恵も忘れてしまう。

15 □が落《お》ちる
らくらいする。目上の人にがみがみどなられる意味も。

16 □の前《まえ》の静《しず》けさ
異変が起こる前の、不気味な静けさのこと。

17 □□暁《あかつき》を覚《おぼ》えず
はるの夜はあまりにも寝心地がよいので、つい寝過ごしてしまう。

語群
〔春眠《しゅんみん》　雨奇《うき》　嵐《あらし》　雷《かみなり》
台風《たいふう》　雨《あめ》　万象《ばんしょう》〕

94日目の答え

①ぐち　②や　③いっし　④かしま　⑤そつじ　⑥るいらん　⑦ろうば　⑧すいほう　⑨しょうねん　⑩さば
⑪気を回す　⑫薄紙をはぐよう　⑬胸襟を開　⑭及びもつかない　⑮奇をてらう　⑯車軸を流す　⑰功を奏

97日目 体に関することば

月　日　正解数　／18問

●□にあてはまる漢字を書きましょう。

1 □《あし》□《あと》をくらます。

2 □《むね》をなで下《お》ろす。

3 打《う》つ□《て》がない

4 驚《おどろ》いて□《こし》が抜《ぬ》ける。

5 友人《ゆうじん》の□《かた》をもつ。

6 猫《ねこ》の□《ひたい》ほどの土地《とち》。

7 人《ひと》の□《しり》□《うま》に乗《の》る。

8 □《せ》□《すじ》が寒《さむ》くなる。

9 □《はら》の虫《むし》がおさまらない。

10 メダルを□《くび》にかける。

●次の説明にあてはまることばを語群から選んで書きましょう。

11 すねの後《うし》ろのふくらんだ部分《ぶぶん》。（　　）

12 耳《みみ》の上《うえ》、目《め》のわきの、嚙《か》めば動《うご》く所《ところ》。（　　）

13 あしくびの関節《かんせつ》の骨《ほね》が突《つ》き出《で》ている部分《ぶぶん》。（　　）

14 うなじの中央《ちゅうおう》のくぼんだ所《ところ》。（　　）

15 かたからひじまでの間《あいだ》の部分《ぶぶん》。（　　）

16 てのひら。（　　）

17 ひざの関節《かんせつ》の前《まえ》の部分《ぶぶん》。（　　）

18 すねの前面《ぜんめん》。（　　）

語群
〔たなごころ　こめかみ
くるぶし　にのうで
ぼんのくぼ　むこうずね
ひざがしら　ふくらはぎ〕

95日目の答え

①棒　②煙　③肝（胆）　④泡　⑤株　⑥板　⑦髪　⑧泥　⑨音頭　⑩尾　⑪釘　⑫喉　⑬葉　⑭舌　⑮飛　⑯島

98日目 料理や食べ物

月　日
正解数　／17問

●（　）にあてはまることばを語群から選んで書きましょう。

1 絵《え》に描《か》いた（　　　）
計画はしっかりあるが、実現の可能性が低いこと。

2 雨後《うご》の（　　　）
物事が次から次へと出てくること。

3 腐《くさ》っても（　　　）
すぐれたものは、悪い状態になっても、それなりの価値があること。

4 （　　　）の歯《は》ぎしり
実力がないものが悔しがること。

5 花《はな》より（　　　）
風流なことよりも、利益につながるもののほうがよいということ。

6 （　　　）は小粒《こつぶ》でもぴりりと辛《から》い
体は小さくてもすぐれた才能があり、侮れないことのたとえ。

7 猫《ねこ》に（　　　）
好きなものを近くに置くのはまちがいのもとで、危険だということ。

8 棚《たな》から（　　　）
思いがけない幸運が飛び込んでくること。

語群
〔餅《もち》　鯛《たい》　牡丹餅《ぼたもち》　団子《だんご》　筍《たけのこ》
鰹節《かつおぶし》　ごまめ　山椒《さんしょう》〕

●（　）にあてはまることばを語群から選んで書きましょう。

9 海釣《うみづ》りの（　　　）
味《み》を味《あじ》わう。

10 彼《かれ》の批評《ひひょう》は（　　　）
が利《き》いている。

11 （　　　）と鞭《むち》を
巧《たく》みに使《つか》い分《わ》ける。

12 へたな歌《うた》で（　　　）
が腐《くさ》るよ。

13 彼《かれ》の言《い》い訳《わけ》は噴《ふん》（　　　）
物《もの》だ。

14 空腹《くうふく》は最高《さいこう》の（　　　）
というが、本当《ほんとう》だね。

15 彼《かれ》がこんなに出世《しゅっせ》するなんて、
山《やま》の芋《いも》が（　　　）
になるというやつだね。

16 誤報《ごほう》とわかって（　　　）
喜《よろこ》びに終《お》わった。

17 とんだ（　　　）
番劇《ばんげき》だ。

語群
〔糠味噌《ぬかみそ》　飯《ばん》　鰻《うなぎ》　飴《あめ》　茶《ちゃ》
ソース　糠《ぬか》　山葵《わさび》　醍醐《だいご》〕

96日目の答え
①いなずま（いなづま）　②けつろ　③かげろう（ようえん）　④はるいちばん　⑤せきらんうん　⑥たちまちづき　⑦あられ
⑧ささめゆき　⑨さくらぜんせん　⑩しゅんらい　⑪万象　⑫台風　⑬雨奇　⑭雨　⑮雷　⑯嵐　⑰春眠

99日目 基本のことわざ

月　日
正解数　／16問

□にあてはまる漢字を書きましょう。

1 飼《か》い□《いぬ》に手《て》を噛《か》まれる
かわいがっていた者に裏切られ、ひどい仕打ちを受けることのたとえ。

2 住《す》めば□《みやこ》
こんな場所でも、慣れてしまえば住みやすいところだと思うようになること。

3 兄弟《きょうだい》は□《た》□《にん》の始《はじ》まり
兄弟は親子に比べて情愛も薄く、成長とともにたにんのようになっていくこと。

4 臍《へそ》が□《ちゃ》を沸《わ》かす
笑わずにはいられないことのたとえ。

5 なくて七《なな》□《くせ》
人は多かれ少なかれくせがあるものだ。

6 医者《いしゃ》の不《ふ》□《よう》□《じょう》
人には立派なことを言いながら、自分では実践していないことのたとえ。

7 傍目《おかめ》□《はち》□《もく》
当事者より、第三者のほうが物事を冷静に判断できるということ。

8 □《いち》を聞《き》いて□《じゅう》を知《し》る
少し聞いただけですべてを理解すること。

9 箸《はし》にも□《ぼう》にもかからぬ
手が付けられないほどひどいこと。

10 大《だい》は□《しょう》を兼《か》ねる
大きいものは、ちいさいものの代わりに使うことができる。

11 頭隠《あたまかく》して□《しり》隠《かく》さず
一部の悪事を隠しているだけなのに、全部を隠した気になっていること。

12 □《ひゃく》□《ぶん》は一見《いっけん》に如《し》かず
人から何度も聞くより、自分の目で実際に見たほうが確実だということ。

13 □《きゅう》□《し》に一生《いっしょう》を得《え》る
しにかけた状態から、かろうじて助かること。

14 鉄《てつ》は□《あつ》いうちに打《う》て
人は柔軟性のある若いうちに、鍛錬すべきだということ。

15 □《に》□《かい》から目薬《めぐすり》
思いどおりにいかず、もどかしいこと。

16 窮鼠《きゅうそ》□《ねこ》を噛《か》む
追いつめられれば、強者を打ち破ることができる。

97日目の答え
①足跡　②胸　③手　④腰　⑤肩　⑥額　⑦尻馬　⑧背筋　⑨腹　⑩首
⑪ふくらはぎ　⑫こめかみ　⑬くるぶし　⑭ぼんのくぼ　⑮にのうで　⑯たなごころ　⑰ひざがしら　⑱むこうずね

100日目 地学にまつわることば

月　日

正解数　／18問

●次の漢字を読みましょう。

1 野分（　　　）

2 木枯（　　　）

3 海溝（　　　）

4 北斗七星（　　　）

5 天の川（　　　）

6 三角州（　　　）

7 雪崩（　　　）

8 霜柱（　　　）

9 雪渓（　　　）

10 不知火（　　　）

●□にあてはまる漢字を語群から選んで書きましょう。

11 □星霜《せいそう》
長い年月。

12 □□北斗《ほくと》
その道でいちばん尊敬される人。

13 天変《てんぺん》□□
天空とちじょうに起こる自然のいへん。

14 南船《なんせん》□□
続けてあちこちに旅をすること。

15 □□幽谷《ゆうこく》
人里離れた奥ぶかいやまと谷。

16 □□流水《りゅうすい》
物事に執着せず、自由でいる様子。

17 一天《いってん》□□
全世界。

18 花天《かてん》□□
春の、花が美しく開いてつきがそれを照らしている風景。

語群
〔地異《ちい》　深山《しんざん》　行雲《こううん》　月地《げっち》
幾《いく》　四海《しかい》　泰山《たいざん》　北馬《ほくば》〕

98日目の答え

①餅　②筍　③鯛　④ごまめ　⑤団子　⑥山椒　⑦鰹節　⑧牡丹餅
⑨醍醐　⑩山葵　⑪飴　⑫糠味噌　⑬飯　⑭ソース　⑮鰻　⑯糠　⑰茶

101日目 日常会話でよく使う慣用句・ことわざ

月　日　正解数　／18問

●（　）にあてはまることばを語群から選んで書きましょう。

1 （　　　）尽《つ》くせりのもてなしを受《う》ける。

2 気《き》になって（　　　）立《た》ってもいられない。

3 （　　　）つけて試験勉強《しけんべんきょう》する。

4 彼女《かのじょ》がいたなんて、君《きみ》も（　　　）置《お》けないな。

5 そんな（　　　）くさい話《はなし》に引《ひ》っかかるなんて。

6 （　　　）つかむような話《はなし》だね。

7 （　　　）すんとも返事《へんじ》がない。

8 （　　　）とまった人は苦手《にがて》だ。

9 敵《てき》の（　　　）壺《つぼ》にはまるとは。

語群〔隅《すみ》に　雲《くも》を　至《いた》れり　うんとも　思《おも》う　胡散《うさん》　居《い》ても　目星《めぼし》を　お高《たか》く〕

●□にあてはまる漢字を書きましょう。

10 転《ころ》ばぬ先《さき》の□《つえ》
失敗しないように、前もって準備しておくこと。

11 急《いそ》がば□《まわ》れ
危険な近道より、安全な本道を行ったほうが、早く目的地に着くこと。

12 後《あと》の□《まつ》り
ちょうどいいタイミングをのがして、効果がないこと。手遅れ。

13 出《で》る□《くい》は打《う》たれる
才能があって目立つ人は、周りから憎まれて、妨害されることが多い。

14 □《すずめ》の涙《なみだ》
きわめて少ないこと。

15 □《ぜん》は急《いそ》げ
よいと思ったら、ためらわずに大急ぎでやれ。

16 高嶺《たかね》の□《はな》
見ているだけで、自分のものにできないことのたとえ。

17 □《おに》に金棒《かなぼう》
強いうえに、さらに強さが加わることのたとえ。

18 焼《や》け石《いし》に□《みず》
努力や援助がわずかでは、効果が出ないこと。

99日目の答え

①犬　②都　③他人　④茶　⑤癖　⑥養生　⑦八目　⑧一・十　⑨棒　⑩小　⑪尻　⑫百聞　⑬九死　⑭熱　⑮二階　⑯猫

102日目 おめでたい席でよく使う日本語

月　日
正解数　／17問

● （　）にあてはまることばを語群から選んで書きましょう。

1 お招《まね》きに（　　　）ありがとうございます。

2 （　　　）もよく何《なに》よりでございます。

3 いよいよ新郎《しんろう》新婦《しんぷ》の入場《にゅうじょう》で（　　　）。

4 （　　　）に、ご挨拶《あいさつ》をお願《ねが》いいたします。

5 （　　　）、一言《ひとこと》お祝《いわ》いを申《もう》し上《あ》げたいと存《ぞん》じます。

6 本日《ほんじつ》はたくさんの祝電《しゅくでん》を（　　　）おります。

7 ウエディング・ケーキにナイフを（　　　）。

8 ますますの（　　　）を期待《きたい》しております。

語群
〔ございます　頂《いただ》いて　入《い》れる　お日柄《ひがら》　ご活躍《かつやく》　僭越《せんえつ》ながら　来賓《らいひん》の方々《かたがた》　あずかり〕

● □にあてはまる漢字を書きましょう。

9 縁《えん》は異《い》なもの□《あじ》なもの
男女の縁は、予測がつかないほど不思議なものだ。

10 影《かげ》の□《かたち》に随《したが》うが如《ごと》し
いつも一緒にいて、離れないこと。

11 □《あい》は小出《こだ》しにせよ
少しずつ長くあいし続けるのがよい。

12 屋烏《おくう》の□《あい》
あいじょうが深くなると、その人に関係のあるものにまで、あいじょうが及ぶ。

13 偕老《かいろう》□《どう》□《けつ》
夫婦仲がとてもよいこと。

14 □《そで》振《ふ》り合《あ》うも他生《たしょう》の□《えん》
そでが触れ合うちょっとしたことも、前世からの深いえんによってのものだ。

15 相《そう》□《し》相《そう》□《あい》
お互いにおもい合っていること。

16 鶴《つる》は千年《せんねん》亀《かめ》は□《まん》□《ねん》
鶴は千年、亀はまんねん生きるといわれることから、長寿でめでたいことを祝うときのたとえ。

17 笑《わら》う□《かど》には福来《ふくきた》る
いつもにこにこ楽しそうにしている人のところには、自然としあわせが訪れる。

100日目の答え
①のわき（のわけ）　②こがらし　③かいこう　④ほくとしちせい　⑤あま・がわ　⑥さんかくす　⑦なだれ　⑧しもばしら　⑨せっけい　⑩しらぬい　⑪幾　⑫泰山　⑬地異　⑭北馬　⑮深山　⑯行雲　⑰四海　⑱月地

103日目 基本の故事成語

月　日　正解数　／16問

●□にあてはまる漢字を書きましょう。

1 □《わざわい》を転《てん》じて□《ふく》と為《な》す

自分の身に降りかかった災難を活用して、自分が有利になるように取り計らうこと。

2 □《さん》顧《こ》の礼《れい》

目上の人が、何度も足を運んでお願いすること。

3 万事《ばんじ》□《きゅう》す

もう為すすべがないこと。

4 □《ちく》□《ば》の友《とも》

幼馴染みのこと。

5 □《が》□《りょう》点睛《てんせい》を欠《か》く

ほとんど出来上がっているのに、肝心なものが不足していること。

6 矛《む》□《じゅん》

つじつまが合わないこと。

7 杞《き》□《ゆう》

取り越し苦労。

8 蛇《だ》□《そく》

付け加える必要がない、無駄なもの。

9 □《ぎょく》□《せき》混交《こんこう》

いいものと悪いものが入り混じっていること。

10 大器《たいき》□《ばん》□《せい》

すぐれた才能がある人ほど、たいせいするのが遅いというたとえ。

11 □《げき》鱗《りん》に触《ふ》れる

目上の人を激しく怒らせること。

12 呉越《ごえつ》□《どう》□《しゅう》

仲の悪い者どう士が一緒にいること。また、敵味方が力を合わせて共通の困難に立ち向かうこと。

13 四面楚《しめんそ》□《か》

周囲が全部敵か、反対を唱えている状態。

14 □《さ》る者《もの》は追《お》わず

自分から離れる者は引きとめない。

15 糟糠《そうこう》の□《つま》

貧しかった時から苦労を共にしてきたつま、長年連れ添ったつまのこと。

16 断《だん》□《ちょう》の思《おも》い

ちょうが引きちぎられるほど、つらく悲しいことのたとえ。

101日目の答え

①至れり　②居ても　③目星を　④隅に　⑤胡散　⑥雲を　⑦うんとも　⑧お高く　⑨思う
⑩杖　⑪回　⑫祭　⑬杭（杙）　⑭雀　⑮善　⑯花　⑰鬼　⑱水

104日目 いま一度思い出したい言い回し

月　日　正解数　／18問

●（　）にあてはまることばを語群から選んで書きましょう。

1 彼《かれ》は上司《じょうし》の（　　　）を買《か》うことばかり考《かんが》えている。

2 何《なに》も知《し》らないで（　　　）いた風《ふう》なことを言《い》うな。

3 事件《じけん》の経過《けいか》を（　　　）漏《も》らさず報告《ほうこく》する。

4 この難局《なんきょく》には（　　　）を集《あつ》めて解決《かいけつ》を図《はか》るしかない。

5 彼女《かのじょ》の（　　　）の作品《さくひん》を集《あつ》めた本《ほん》が出《で》た。

6 合意《ごうい》はできたが、（　　　）の不安《ふあん》が残《のこ》っている。

7 恥《は》ずかしくて（　　　）火《ひ》が出《で》る思《おも》いをする。

8 兄《あに》は彼女《かのじょ》に（　　　）で他《ほか》の女性《じょせい》には見向《みむ》きもしない。

9 （　　　）ですっかり言《い》いくるめられた。

10 彼《かれ》はカラオケで（　　　）幕《まく》なしに歌《うた》い続《つづ》けた。

11 こんな賞《しょう》をいただけるのは（　　　）の喜《よろこ》びです。

12 彼《かれ》の才能《さいのう》には（　　　）を押《お》すよ。

13 （　　　）ならない用事《ようじ》ができた。

14 （　　　）躍《おど》る冒険談《ぼうけんだん》を聞《き》く。

15 彼《かれ》の冗談《じょうだん》が（　　　）にはまって笑《わら》いが止《と》まらない。

16 ちょっと試験《しけん》の点《てん》がよかっただけで（　　　）になるな。

17 仕事《しごと》と家庭《かてい》を（　　　）にかけると、家庭《かてい》が大事《だいじ》だ。

18 派手《はで》な演出《えんしゅつ》で観客《かんきゃく》の（　　　）を抜《ぬ》く。

語群

〔太鼓判《たいこばん》　首《くび》っ丈《たけ》　珠玉《しゅぎょく》
舌先三寸《したさきさんずん》　歓心《かんしん》　衆知《しゅうち》　壺《つぼ》
血湧《ちわ》き肉《にく》　天秤《てんびん》　のっぴき
一抹《いちまつ》　天狗《てんぐ》　望外《ぼうがい》　利《き》　度肝《どぎも》
のべつ　顔《かお》から　細大《さいだい》〕

102日目の答え

①あずかり　②お日柄　③ございます　④来賓の方々　⑤僭越ながら　⑥頂いて　⑦入れる　⑧ご活躍
⑨味　⑩形　⑪愛　⑫愛　⑬同穴　⑭袖・縁　⑮思・愛　⑯万年　⑰門

日常生活でよく使う慣用句

月　日

正解数　／16問

●□にあてはまる漢字を書きましょう。

1 □《じ》□《ばら》を切《き》る

必ずしもじぶんが払わなくてもいいのに、じぶんのお金で支払う。

2 □《ず》に乗《の》る

調子に乗ってつけあがること。

3 □《しり》を拭《ぬぐ》う

他人の不始末や失敗の後始末をする。

4 □《たて》を突《つ》く

反抗する。

5 □《たか》を括《くく》る

こんなものだろうと見くびる。

6 □《そ》りが合《あ》わない

気心が合わない。気持ちが合わない。

7 □《み》につまされる

他人の不幸が他人事でないと感じられる。

8 □《まくら》を高《たか》くする

安心する。

9 □《ね》を上《あ》げる

弱ねを吐くさま。

10 □《ほね》が折《お》れる

苦労している。面倒である。

11 □《は》が立《た》たない

相手が強くてかなわない。

12 □《ひ》□《ばな》を散《ち》らす

互いに激しく争うこと。

13 □《ひ》の車《くるま》

経済状態が苦しいこと。

14 □《ひと》□《あわ》吹《ふ》かせる

不意打ちを食らわせて驚かせる。

15 □《は》□《め》を外《はず》す

調子に乗りすぎて度を越すこと。

16 □《はね》を伸《の》ばす

圧力から解き放たれて、自分の思うようにふるまうこと。

103日目の答え

①禍（災）・福　②三　③休　④竹馬　⑤画竜（画龍）　⑥盾　⑦憂　⑧足　⑨玉石　⑩晩成　⑪逆　⑫同舟　⑬歌　⑭去　⑮妻　⑯腸

106日目 ほめる慣用句・四字熟語

月　日　正解数

●□にあてはまる漢字を語群から選んで書きましょう。

1 才《さい》□兼備《けんび》
すぐれた才能と、美しい顔かたちの両方をそなえていること。

2 自《じ》□自賛《じさん》
自分で自分をほめること。

3 容姿《ようし》□□
顔や姿が整っていて美しいさま。

4 □□喝采《かっさい》
てをたたき、大きな声でほめたてること。

5 □□可憐《かれん》
素直でけがれがなく、いたわりたくなるようなようす。

6 手前《てまえ》□□
自分のしたことを得意げに自慢すること。

7 □目秀麗《もくしゅうれい》
男性の顔立ちが美しいこと。

8 花《か》□柳腰《りゅうよう》
女性の容姿が美しいことのたとえ。

語群〔味噌《みそ》　画《が》　端麗《たんれい》　顔《がん》　色《しょく》　純情《じゅんじょう》　拍手《はくしゅ》　眉《び》〕

●（　）にあてはまることばを語群から選んで書きましょう。

9 （　　　）付《つ》き
物事や人に信用できる評価があること。

10 （　　　）が立《た》つ
話や演説がうまいこと。

11 （　　　）が太《ふと》い
度量が大きいこと。

12 （　　　）がある
強い気概をもっていること。

13 （　　　）が細《こま》かい
細部まで気を配っていること。

14 （　　　）そろう
すべての要件がそなわっていること。

15 （　　　）を放《はな》つ
きわだって見えているさま。

16 （　　　）に水《みず》
すらすらとよどみなく話すさま。

語群〔折《お》り紙《がみ》　芸《げい》　異彩《いさい》　腹《はら》　三拍子《さんびょうし》　弁《べん》　骨《ほね》　立《た》て板《いた》〕

104日目の答え

①歓心　②利　③細大　④衆知　⑤珠玉　⑥一抹　⑦顔から　⑧首っ丈　⑨舌先三寸　⑩のべつ　⑪望外　⑫太鼓判　⑬のっぴき　⑭血湧き肉　⑮壺　⑯天狗　⑰天秤　⑱度肝

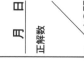

107日目

いま一度思い出したい成句

月　日

正解数 ／18問

（　）にあてはまることばを語群から選んで書きましょう。

1 去《さ》る者《もの》は日日《ひび》に（　　　　）
どんなに親しかった人でも、いったん離れると忘れていくこと。

2 虎《とら》の威《い》を（　　　　）狐《きつね》
弱い者が、権力者の力をかりていばること。

3 （　　　　）にかける
自らが世話をして、大事に育てること。

4 まな板《いた》の（　　　　）
相手のなすがままで、任せるほかない状態。

5 仏《ほとけ》の顔《かお》も（　　　　）
どんなに温厚な人でも、ひどいことを何回もされれば、しまいには怒り出す。

6 犬《けん》（　　　　）の仲《なか》
とても仲が悪いことのたとえ。

7 言《い》わぬが（　　　　）
はっきり言わないほうがいいということ。

8 （　　　　）を食《く》う
俗世間から離れて暮らすことのたとえ。

9 金持《かねも》ち（　　　　）せず
金持ちはけんかをすると損することがわかっているので、けんかはしない。

10 鬼《おに》に（　　　　）
それを手に入れることによって、もっと強くなる。

11 （　　　　）矢《や》の如《ごと》し
年月が矢のように早く過ぎ去っていく様子。

12 雨降《あめふ》って地《じ》（　　　　）
もめごとなどが起きても、最終的には以前よりよくなること。

13 肝胆相《かんたんあい》（　　　　）
お互いに心の底まで打ち解けて親しくなる。

14 恨《うら》み骨髄《こつずい》に（　　　　）
恨みが骨の芯まで届くほど、人を恨んでいること。

15 千里《せんり》（　　　　）
遠くの出来事や人の心の中などを見抜くことができる能力のたとえ。

16 人生意気《じんせいいき》に（　　　　）
人は、人の心意気に打たれて行動するものだ。

17 怒髪天《どはつてん》を（　　　　）
髪の毛が逆立つほど激しく怒る。

18 （　　　　）にかすがい
アドバイスをしても、手ごたえも効き目も全くないこと。

語群
〔手《て》塩《しお》　鯉《こい》　喧嘩《けんか》　衝《つ》く　借《か》る
猿《えん》　固《かた》まる　疎《うと》し　三度《さんど》
花《はな》　霞《かすみ》　光陰《こういん》　金棒《かなぼう》　感《かん》ず
豆《と》腐《うふ》　眼《がん》　照《て》らす　徹《てっ》す〕

105日目の答え
①自腹　②図　③尻　④盾（楯）　⑤高　⑥反　⑦身　⑧枕　⑨音　⑩骨　⑪歯　⑫火花　⑬火　⑭一泡　⑮羽目　⑯羽

108日目 忘れがちな慣用句・ことわざ

月　日

正解数

● ―線の漢字を読みましょう。

1 気炎を上《あ》げる（　　　）

2 精魂を傾《かたむ》ける（　　　）

3 灰燼に帰《き》す（　　　）

4 苦杯を嘗《な》める（　　　）

5 天賦の才《さい》（　　　）

6 楔を打《う》ち込《こ》む（　　　）

7 性に合《あ》った仕事《しごと》（　　　）

8 筆舌に尽《つ》くしがたい苦労《くろう》（　　　）

9 詰め腹を切《き》らされる（　　　）

10 伝統《でんとう》に胡坐をかく（　　　）

● □にあてはまることばを語群から選んで書きましょう。

11 覆水《ふくすい》□に返《かえ》らず

一度してしまったことは、取り返しがつかないことのたとえ。

12 糠《ぬか》に□

手ごたえも効き目もないことのたとえ。

13 □ある鷹《たか》は爪《つめ》を隠《かく》す

本当にさいのうがある人は、それをひけらかさないということ。

14 □の□の言《い》わず

不平や不満をあれこれ言わないこと。

15 □も□もなく

とやかく言うこともなく、即座に。

16 掃《は》き溜《だ》めに□

つまらないものの中に、ひときわ優れたものが入っているたとえ。

17 昔《むかし》取《と》った□□

過去に腕を磨いた技量。

18 □すれば通《つう》ず

行き詰まり困り果てると、活路が見えてくること。

語群〔杵柄《きねづか》　一《いち》　二《に》　四《し》　五《ご》　盆《ぼん》
鶴《つる》　窮《きゅう》　能《のう》　釘《くぎ》〕

106日目の答え

①色　②画　③端麗　④拍手　⑤純情　⑥味噌　⑦眉　⑧顔
⑨折り紙　⑩弁　⑪腹　⑫骨　⑬芸　⑭三拍子　⑮異彩　⑯立て板

109日目 いつも使っている形容詞・副詞

月　日　正解数　／18問

● □にあてはまる漢字を書きましょう。

1 □《きよ》い心《こころ》。

2 □《した》しい友人《ゆうじん》。

3 □《うつく》しい娘《むすめ》。

4 無《な》きに□《ひと》しい。

5 □《むずか》しい問題《もんだい》。

6 □《かな》しい物語《ものがたり》。

7 □《あや》うい局面《きょくめん》。

8 □《わか》い人《ひと》が多《おお》い町《まち》。

9 反応《はんのう》が□《にぶ》い。

10 □《つめ》たい飲《の》み物《もの》。

● （　）にあてはまることばを語群から選んで書きましょう。

11 （　　　）アイデアが浮《う》かんだ。

12 みんな、（　　　）近《ちか》くにおいで。

13 今日《きょう》は（　　　）暑《あつ》いですね。

14 赤《あか》ちゃんが（　　　）眠《ねむ》っている。

15 君《きみ》は（　　　）そこへ行《い》くのだろう。

16 （　　　）晴《は》れたら遊《あそ》びに行《い》こう。

17 （　　　）雪《ゆき》にはならないだろう。

18 今日《きょう》は（　　　）春《はる》のような陽気《ようき》だ。

語群

〔なぜ　ふと　まるで　もし　もっと　すやすや　たいそう　まさか〕

107日目の答え

①疎し　②借る　③手塩　④鯉　⑤三度　⑥猿　⑦花　⑧霞　⑨喧嘩　⑩金棒　⑪光陰　⑫固まる　⑬照らす　⑭徹す　⑮眼　⑯感ず　⑰衝く　⑱豆腐

110日目 書けそうで書けない慣用句・ことわざ

月　日

正解数　／16問

●□にあてはまる漢字を書きましょう。

1 貧《ひん》すれば□《どん》する
貧乏は頭の働きがにぶくなり、いやしい心を持つようになる。

2 命《いのち》あっての□《もの》□《だね》
命があってこそ、何でもできるということ。

3 □《たか》□《び》□《しゃ》に出《で》る
相手に高圧的な態度をとること。

4 □《すず》しい顔《かお》をする
そしらぬ様子をする。

5 □《まゆ》に唾《つば》を付《つ》ける
だまされないようにする。

6 濡《ぬ》れ手《て》で□《あわ》
何の苦労もせずにたくさんの利益を得ること。

7 □《つめ》に火《ひ》を点《とも》す
けちなこと、倹約することのたとえ。

8 □《かた》□《み》が狭《せま》い
世間に対して恥ずかしく、ひけめを感じること。

9 三日《みっか》□《ぼう》□《ず》
飽きっぽく、何をやっても続かないこと。

10 □《とう》□《か》親《した》しむべし
秋の夜長は、読書をするのに最適だということ。

11 □《からす》の行水《ぎょうずい》
ちゃんと洗わずに、あわてて入浴を済ますこと。

12 □《うつつ》を抜《ぬ》かす
夢中になること。

13 聞《き》いて□《ごく》□《らく》見《み》て地獄《じごく》
人から聞いた話と実際が、まるっきり違うことのたとえ。

14 □《はく》□《ひょう》を踏《ふ》む
非常に危険な状態のたとえ。

15 □《しら》を切《き》る
知らないふりをする。

16 瓢箪《ひょうたん》から□《こま》
意外なものから、思いがけないものが出てくること。

108日目の答え

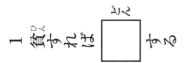

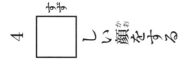

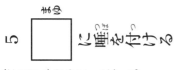

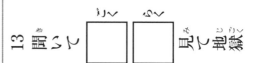

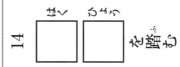

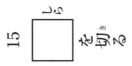

①きえん　②せいこん　③かいじん　④くはい　⑤てんぷ　⑥くさび　⑦しょう　⑧ひつぜつ　⑨つ・ばら　⑩あぐら
⑪盆　⑫釘　⑬能　⑭四・五　⑮一・二　⑯鶴　⑰杵柄　⑱窮

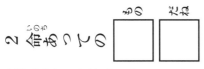

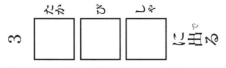

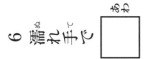

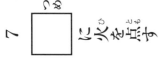

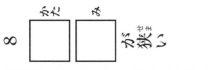

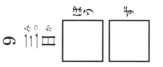

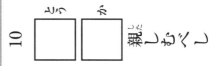

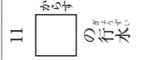

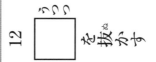

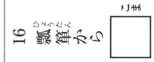

111日目

小学校で習った慣用句・ことわざ

月　日　正解数　／18問

●（　）にあてはまることばを語群から選んで書きましょう。

1 仕事中《しごとちゅう》に喫茶店《きっさてん》で（　　　　）を売《う》る。

2 彼《かれ》の（　　　　）に乗《の》って大損《おおぞん》をした。

3 呑兵衛《のんべえ》がそろっていたので今日《きょう》の会《かい》は（　　　　）が出《で》た。

4 そのうわさは耳《みみ》に（　　　　）ができるほど聞《き》かされた。

5 彼女《かのじょ》の文才《ぶんさい》には（　　　　）を巻《ま》くよ。

6 彼《かれ》は育《そだ》ちの良《よ》さを（　　　　）にかけている。

7 難問《なんもん》すぎて（　　　　）を投《な》げた。

8 買《か》いたかったが、値札《ねふだ》を見《み》て（　　　　）の足《あし》を踏《ふ》んだ。

9 親友《しんゆう》のために（　　　　）脱《ぬ》ぐ決意《けつい》をした。

語群
〔足《あし》　さじ　口車《くちぐるま》　たこ
二《に》　鼻《はな》　油《あぶら》　一肌《ひとはだ》　舌《した》〕

●□にあてはまる漢字を書きましょう。

10 □《いぬ》も歩《ある》けば棒《ぼう》に当《あ》たる

何かをしようとするとき、災難に遭うこともあるというたとえ。また、何かをしていたら、偶然にも幸運が訪れることのたとえ。

11 □《とう》□《だい》下暗《もとくら》し

身近すぎて、かえって気が付かないこと。

12 □《ほね》折《お》り損《ぞん》のくたびれ儲《もう》け

苦労したのに、徒労に終わること。

13 □《いし》□《ばし》を叩《たた》いて渡《わた》る

用心のうえに用心を重ねて物事を行う。

14 早起《はやお》きは□《さん》□《もん》の徳《とく》

早起きすると、何かしら得になることがある。

15 □《あん》ずるより産《う》むが易《やす》し

あれこれ事前に心配するより、実際にやってみると、あんがい簡単にできること。

16 百聞《ひゃくぶん》は□《いっ》□《けん》に如《し》かず

人から何度も聞くより、いち度自分の目でみたほうが確かだということ。

17 □《さん》度目《どめ》の正直《しょうじき》

占いや勝負事で、いち度目や二度目は当てにならないが、さん度目は確実だということ。

18 □《つる》の一声《ひとこえ》

物事がなかなか決まらないときに、力を持つ者が一言で事をまとめること。

109日目の答え

①清　②親　③美　④等　⑤難　⑥悲（哀）　⑦危　⑧若　⑨鈍　⑩冷
⑪ふと　⑫もっと　⑬たいそう　⑭すやすや　⑮なぜ　⑯もし　⑰まさか　⑱まるで

112日目 すらすら書きたい動詞

月　日
正解数　／20問

● □にあてはまる漢字を書きましょう。

1 接待《せったい》を□《ことわ》る。

2 調整《ちょうせい》を□《こころ》みる。

3 敵《てき》に□《まさ》る。

4 息《いき》を□《す》う。

5 荷物《にもつ》を□《あず》ける。

6 □《こころよ》い音楽《おんがく》。

7 仕事《しごと》に□《な》れる。

8 町《まち》が□《さか》える。

9 損害《そんがい》を□《こうむ》る。

10 友人《ゆうじん》を□《まね》く。

● ―線部を漢字と送りがなで書きましょう。

11 長《なが》い時《とき》をついやす。（　　　）

12 教訓《きょうくん》をえる。（　　　）

13 ことばをおぎなう。（　　　）

14 元《もと》にもどる。（　　　）

15 敗北《はいぼく》をみとめる。（　　　）

16 皿《さら》をならべる。（　　　）

17 汗《あせ》をぬぐう。（　　　）

18 難《なん》をのがれる。（　　　）

19 体《からだ》をこわす。（　　　）

20 うれたマンゴー。（　　　）

110日目の答え

①鈍　②物種　③高飛車　④涼　⑤眉　⑥粟　⑦爪　⑧肩身　⑨坊主　⑩灯火（燈火）　⑪[illegible]　⑫理　⑬極楽　⑭薄氷　⑮[illegible]　⑯[illegible]

第 5 章

よく使う
基本の漢字

113日目 小学校で習った四字熟語

月　日　正解数　／18問

●□にあてはまる漢字を書きましょう。

1 悪戦《あくせん》□《く》闘《とう》
激しくくるしみながら困難を克服すること。

2 中途半《ちゅうとはん》□《ぱ》
未完成の状態であること。また、どっちつかずで徹底しないさま。

3 半《はん》□《しん》半疑《はんぎ》
なかばしんじ、なかば疑うこと。

4 一長一《いっちょういっ》□《たん》
長所もあれば、たんしょもあること。

5 言語《ごんご》□《どう》断《だん》
言葉で表すことができないくらい、ひどいさま。

6 自業自《じごうじ》□《とく》
自分が犯した罪の報いを自分自身で受けること。

7 □《ゆ》断大敵《だんたいてき》
ゆだんは失敗の原因になり、何よりもこわい敵だ。

8 右《う》□《おう》左《さ》□《おう》
秩序なく、あちこちに行くこと。

9 前代未《ぜんだいみ》□《もん》
これまできいたことがない、珍しいこと。

10 二束《にそく》□《さん》文《もん》
安い値段しかつかないもの。

●次の意味にあてはまる四字熟語を語群から選んで書きましょう。

11 さまざまにこころみながら目的《もくてき》に近《ちか》づくこと。（　　）

12 大物《おおもの》は時間《じかん》をかけて大成《たいせい》するものだ。（　　）

13 物事《ものごと》の始《はじ》めから終《お》わりまで。（　　）

14 小《ちい》さな違《ちが》いはあるがほぼ同《おな》じであること。（　　）

15 必要《ひつよう》なものを自分《じぶん》で生産《せいさん》して満《み》たすこと。（　　）

16 絶《た》え間《ま》なく進歩《しんぽ》を続《つづ》けること。（　　）

17 進《すす》んだり後戻《あともど》りしたりすること。（　　）

18 名《な》ばかりで実質《じっしつ》が伴《ともな》わないこと。（　　）

語群
〔大同小異《だいどうしょうい》　一進一退《いっしんいったい》
大器晩成《たいきばんせい》　自給自足《じきゅうじそく》
試行錯誤《しこうさくご》　一部始終《いちぶしじゅう》
有名無実《ゆうめいむじつ》　日進月歩《にっしんげっぽ》〕

111日目の答え

①油　②口車　③足　④たこ　⑤舌　⑥鼻　⑦さじ　⑧二　⑨一肌
⑩犬　⑪灯台（燈台）　⑫骨　⑬石橋　⑭三文　⑮案　⑯一見　⑰三　⑱鶴

114日目 すらすら書きたい四字熟語

月　日
正解数　／16問

●□にあてはまる漢字を書きましょう。

1 悪口雑《あっこうぞう》□《ごん》
さんざん人の悪口をいうこと。

2 一日千《いちじつせん》□《しゅう》
とても待ち遠しいこと。

3 馬耳《ばじ》□《とう》□《ふう》
他人からの注意や人の評価を気にしないで聞き流すこと。

4 一挙両《いっきょりょう》□《とく》
一つのことをして、二つの利益をえること。

5 因果《いんが》□《おう》□《ほう》
前世や過去の行いにおうじて、そのむくいがあるということ。

6 栄枯《えいこ》□《せい》□《すい》
人の一生や世の中は、さかんなときもあればおとろえるときもあるということ。

7 雲《うん》□《さん》霧消《むしょう》
物事があとかたもなく消えてなくなること。

8 □《び》□《じん》薄命《はくめい》
きれいなひとには不幸な者や短命な者が多いということ。

9 花鳥《かちょう》□《ふう》月《げつ》
自然の美しい景色。

10 美辞《びじ》□《れい》□《く》
うわべを美しく飾った文章。

11 喜《き》□《ど》哀楽《あいらく》
喜びといかりと悲しみと楽しみ。人間の感情。

12 □《そう》意工夫《いくふう》
独自のアイデアを出し、新しい方法を考えること。

13 荒唐《こうとう》□《む》稽《けい》
言動に根拠がないこと。でたらめ。

14 □《じゅう》□《おう》無尽《むじん》
思う存分。自由自在。

15 公《こう》□《めい》正大《せいだい》
心が公平で、少しも私心がないこと。

16 永久《えいきゅう》□《ふ》□《へん》
いつまでもかわらないこと。

112日目の答え

①断　②試　③勝（優）　④吸　⑤預　⑥快　⑦慣　⑧栄　⑨被　⑩招
⑪費やす　⑫得る　⑬補う　⑭戻る　⑮認める　⑯並べる　⑰拭う　⑱逃れる　⑲壊す　⑳熟れ

115日目 暮らしでよく使う四字熟語

月　日
正解数　/10問

●□にあてはまる四字熟語を語群から選んで書きましょう。

1 □□□□な着想《ちゃくそう》が彼《かれ》の作品《さくひん》らしいね。

2 □□□□の集《あつ》まりでは何《なに》もできないだろう。

3 会社《かいしゃ》の資金繰《しきんぐ》りに□□□□しているよ。

4 何《なに》が起《お》きても□□□□に対処《たいしょ》するんだぞ。

5 競争《きょうそう》の激《はげ》しい□□□□の世《よ》の中《なか》だ。

6 彼《かれ》は□□□□で何《なに》も決《き》められないんだ。

7 彼《かれ》は混乱《こんらん》して□□□□なことを口走《くちばし》っている。

8 □□□□、新年度《しんねんど》からは頑張《がんば》るぞ。

9 ゆうべのお笑《わら》い番組《ばんぐみ》は□□□□だったよ。

10 彼女《かのじょ》の□□□□の早業《はやわざ》には敵《てき》も目《め》を回《まわ》していたよ。

語群
〔支離滅裂《しりめつれつ》　臨機応変《りんきおうへん》　四苦八苦《しくはっく》　奇想天外《きそうてんがい》　電光石火《でんこうせっか》　心機一転《しんきいってん》　抱腹絶倒《ほうふくぜっとう》　有象無象《うぞうむぞう》　優柔不断《ゆうじゅうふだん》　弱肉強食《じゃくにくきょうしょく》〕

113日目の答え

①苦　②端　③信　④短　⑤道　⑥得　⑦油　⑧往・往　⑨聞　⑩三
⑪試行錯誤　⑫大器晩成　⑬一部始終　⑭大同小異　⑮自給自足　⑯日進月歩　⑰一進一退　⑱有名無実

116日目 すらすら書きたい三字熟語

月　日
正解数　／20問

□にあてはまる漢字を書きましょう。

1 □《や》□《たい》骨《ぼね》

2 金字《きんじ》□《とう》

3 硬骨《こうこつ》□《かん》

4 □《し》金石《きんせき》

5 □《しゅう》大成《たいせい》

6 □《しょう》竹《ちく》□《ばい》

7 一《いっ》□《ちょう》羅《ら》

8 □《う》□《ちょう》天《てん》

9 □《おお》雑把《ざっぱ》

10 □《かん》一髪《いっぱつ》

11 □《かた》意地《いじ》

12 青二《あおに》□《さい》

13 依怙《いこ》□《じ》

14 □《え》□《そら》事《ごと》

15 □《げ》克《こく》□《じょう》

16 序破《じょは》□《きゅう》

17 □《てん》王山《のうざん》

18 泥《どろ》□《じ》合《あい》

19 太公《たいこう》□《ぼう》

20 □《に》□《まい》舌《じた》

114日目の答え

①言　②秋　③東風　④得　⑤応報　⑥盛衰　⑦散　⑧美人　⑨風　⑩麗句　⑪怒　⑫創　⑬無　⑭縦横　⑮明　⑯不変

117日目 すらすら読みたい動詞

月　日

正解数　／24問

● ―線の漢字を読みましょう。

1 映る（　　）

映える（　　）

2 割る（　　）

割く（　　）

3 裁く（　　）

裁つ（　　）

4 集まる（　　）

集う（　　）

5 育つ（　　）

育む（　　）

6 怠ける（　　）

怠る（　　）

7 弾く（　　）

弾む（　　）

● ―線の漢字を読みましょう。

8 ギターを奏でる。（　　）

9 全権《ぜんけん》を委ねる。（　　）

10 事業《じぎょう》を営む。（　　）

11 矢《や》を射る。（　　）

12 起業《きぎょう》を諦める。（　　）

13 栄養《えいよう》が偏る。（　　）

14 野菜《やさい》が傷む。（　　）

15 大役《たいやく》を承る。（　　）

16 慣例《かんれい》に背く。（　　）

17 手厚《てあつ》く弔う。（　　）

115日目の答え

①奇想天外　②有象無象　③四苦八苦　④臨機応変　⑤弱肉強食　⑥優柔不断　⑦支離滅裂　⑧心機一転　⑨抱腹絶倒　⑩電光石火

118日目 すらすら読みたい三字熟語

月　日

正解数　／20問

●次の三字熟語を読みましょう。

1 不得手（　　）
2 胸算用（　　）
3 修羅場（　　）
4 好事家（　　）
5 下馬評（　　）
6 素封家（　　）
7 猪口才（　　）
8 生半可（　　）
9 不世出（　　）
10 意気地（　　）

11 十八番（　　）
12 紙一重（　　）
13 一家言（　　）
14 往生際（　　）
15 突拍子（　　）
16 野放図（　　）
17 日和見（　　）
18 未曽有（　　）
19 天邪鬼（　　）
20 居丈高（　　）

116日目の答え

①屋台　②塔　③漢　④試　⑤集　⑥松・梅　⑦張（帳・丁）　⑧有頂　⑨大　⑩間　⑪片　⑫才　⑬地　⑭絵空　⑮下・上　⑯急　⑰天　⑱仕　⑲望　⑳二枚

119日目 すらすら読みたい四字熟語

月　日

正解数　／20問

●——線の漢字を読みましょう。

1 青息吐《と》息《いき》（　　　）
困り果てたときや弱ったときにため息をつくこと。また、そのような状態。

2 唯唯諾《だく》諾《だく》（　　　）
自分の意見を主張せず、どんなときも「はいはい」といって承諾すること。

3 興《きょう》味《み》津津（　　　）
興味が尽きないこと。

4 画《が》竜点《てん》睛（　　　）
物事を完成させるための最後の仕上げ。また、わずかなことで全体がひきたつたとえ。

5 白河夜《よ》船《ふね》（　　　）
ぐっすり寝ていて何事にもまったく気が付かないことのたとえ。

6 半《はん》死《し》半生（　　　）
生きるか死ぬかの境目にあること。今にも死にそうな状態。

7 海千《せん》山千《せん》（　　　）
世の中の裏も表も知っていて、抜け目ない人のたとえ。

8 乾坤一擲（　　　）
運命をかけて、のるかそるかの大勝負をすること。

9 只管《かん》打坐（　　　）
禅宗で、ひたすら座禅に励むこと。

10 人《じん》事《じ》不省（　　　）
意識不明になること。昏睡状態。

11 古今無《む》双《そう》（　　　）
昔から今にいたるまで匹敵するものがいないこと。

12 艱難辛《しん》苦《く》（　　　）
ひどい困難に合い、苦しむこと。

13 一期一会（　　　）
一生に一度限りであること。

14 手《て》練手《て》管（　　　）
人を自分の思い通りに操ろうとする手段のこと。

15 一朝《いっちょう》一夕（　　　）
とても短い時間。一晩か一朝。

16 乳母日《ひ》傘《がさ》（　　　）
恵まれた家庭環境の中で大事に育てられること。

17 千客《きゃく》万来（　　　）
大勢の客が、絶え間なく、入れかわりたちかわりやってくること。

18 津津浦浦（　　　）
国内のいたるところ。国のすみずみまで。

19 天真爛漫《まん》（　　　）
飾り気がなく、ありのままであること。

20 悠悠自適（　　　）
世間のわずらわしさから離れ、心を穏やかに過ごすこと。

117日目の答え

①うつ・は　②わ・さ　③さば・た　④あつ・つど　⑤そだ・はぐく　⑥なま・おこた　⑦ひ（はじ）・はず
⑧かな　⑨ゆだ　⑩いとな　⑪い　⑫あきら　⑬かたよ　⑭いた　⑮うけたまわ　⑯そむ　⑰とむら

120日目 四字熟語の誤字訂正

月　日　正解数　／16問

―線部を正しい漢字に書き直しましょう。

1 不《ふ》和《わ》雷《らい》同《どう》（　　　）
自分の意見がなく、ただ他人の意見に賛同すること。

2 危《き》機《き》一《いっ》発《ぱつ》（　　　）
とても危ない状態のこと。

3 五《ご》里《り》夢《む》中《ちゅう》（　　　）
見通しが悪くて、まったく見当がつけられないことのたとえ。

4 同《どう》功《こう》異《い》曲《きょく》（　　　）
違っているように見えるが、内容は同じであること。

5 絶《ぜっ》対《たい》絶《ぜつ》命《めい》（　　　）
からだも命も尽き果てるほどの、とうていのがれられない状態にあること。

6 短《たん》刀《とう》直《ちょく》入《にゅう》（　　　）
一人で敵地に乗り込むこと。転じて前置きがなく、要点に入ること。

7 意《い》心《しん》伝《でん》心《しん》（　　　）
ことばに表さなくても、考えていることがお互いの心から心に伝わること。

8 意《い》味《み》慎《しん》重《ちょう》（　　　）
意味がふかく、含蓄やふかい趣があること。

9 傍《ぼう》若《じゃく》不《ぶ》人《じん》（　　　）
人前でも気にせず、勝手気ままな振るまいをすること。

10 異《い》句《く》同《どう》音《おん》（　　　）
たくさんの人が、同じことを言うこと。多くの人の意見や説が一致すること。

11 天《てん》衣《い》無《む》法《ほう》（　　　）
詩歌などに技巧のあとがなく、自然で美しい様子。人柄が飾り気なく、純真で無邪気なことのたとえ。

12 有《う》為《い》天《てん》変《ぺん》（　　　）
世の中は移り変わりやすいこと。

13 枝《し》葉《よう》末《まっ》切《せつ》（　　　）
本質からはなれた、ささいな部分。

14 大《たい》然《ぜん》自《じ》若《じゃく》（　　　）
何があってもあわてず、落ち着いていて、ふだんと変わらない様子。

15 厚《こう》顔《がん》無《む》知《ち》（　　　）
ずうずうしくて、はじ知らずなこと。

16 無《む》我《が》無《む》中《ちゅう》（　　　）
物事に熱中しすぎて、ほかのことを顧みないこと。

118日目の答え

①ふえて　②むなざんよう（むねざんよう・むなさんよう）　③しゅらば（しゅらじょう）　④こうずか　⑤げばひょう　⑥そほうか　⑦ちょこざい　⑧なまはんか　⑨ふせいしゅつ　⑩いくじ（いきじ）　⑪おはこ（じゅうはちばん）　⑫かみひとえ　⑬いっかげん　⑭おうじょうぎわ　⑮とっぴょうし　⑯のほうず　⑰ひよりみ　⑱みぞう　⑲あまのじゃく　⑳いたけだか

121日目 うっかり忘れがちな四字熟語

月　日
正解数

●□にあてはまる漢字を語群から選んで書きましょう。

1 一気《いっき》□□
物事を一気にやってしまうこと。

2 虚心《きょしん》□□
わだかまりがなく、素直な心で物事に対すること。

3 堅忍《けんにん》□□
我慢強く耐え忍び、志を変えないこと。

4 □□扼腕《やくわん》
とても悔しがる様子。

5 八面《はちめん》□□
一人で何人分も働き、活躍をすること。

6 粒粒《りゅうりゅう》□□
こつこつとくろうを重ね、努力すること。

7 □□動地《どうち》
世間の人々をひどくおどろかすこと。

8 破顔《はがん》□□
顔をほころばせて、にっこりとわらうこと。

語群
〔驚天《きょうてん》　不抜《ふばつ》　坦懐《たんかい》　切歯《せっし》
一笑《いっしょう》　六臂《ろっぴ》　呵成《かせい》　辛苦《しんく》〕

●次の意味の四字熟語を語群から選んで書きましょう。

9 付《つ》きもせず離《はな》れもせずの関係《かんけい》にあること。（　　）

10 難事《なんじ》を鮮《あざ》やかに処理《しょり》することのたとえ。（　　）

11 自然《しぜん》の景色《けしき》が美《うつく》しいこと。（　　）

12 善《ぜん》をすすめ、悪《あく》をこらしめること。（　　）

13 そのことだけに集中《しゅうちゅう》すること。（　　）

14 節制《せっせい》して身《み》を清《きよ》めること。（　　）

15 大切《たいせつ》に守《まも》らなければならない規則《きそく》。（　　）

16 一度《いちど》に大量《たいりょう》に飲食《いんしょく》すること。（　　）

語群
〔山紫水明《さんしすいめい》　快刀乱麻《かいとうらんま》
金科玉条《きんかぎょくじょう》　一意専心《いちいせんしん》
牛飲馬食《ぎゅういんばしょく》　不即不離《ふそくふり》
斎戒沐浴《さいかいもくよく》　勧善懲悪《かんぜんちょうあく》〕

119日目の答え

①あおいき　②いい　③しんしん　④りょう・せい　⑤しらかわ　⑥はんしょう（はんじょう・はんせい）　⑦うみ・やま　⑧けんこんいってき　⑨し・たざ　⑩ふせい　⑪ここん　⑫かんなん　⑬いちごいちえ　⑭れん・くだ　⑮いっせき　⑯おんば　⑰せん・ばんらい　⑱つつうらうら（つづうらうら）　⑲てんしんらん　⑳ゆうゆうじてき

すらすら書きたい三字熟語

月　日

正解数　／20問

□にあてはまる漢字を書きましょう。

1 美《び》丈《じょう》□《ふ》

2 不《ぶ》細《さい》□《く》

3 雰《ふん》□《い》気《き》

4 □《ろう》□《ば》心《しん》

5 □《い》留《る》守《す》

6 □《こう》一点《いってん》

7 千秋《せんしゅう》□《らく》

8 □《ちょう》□《ほん》人《にん》

9 天《てん》地《ち》□《じん》

10 有《ゆう》意《い》□《ぎ》

11 知《ち》□《じょう》意《い》

12 万《まん》□《げ》鏡《きょう》

13 □《み》亡人《ぼうじん》

14 仏《ぶっ》□《ちょう》面《づら》

15 □《たい》□《へい》楽《らく》

16 土《ど》壇《たん》□《ば》

17 □《のう》天《てん》気《き》

18 大《だい》黒《こく》□《ばしら》

19 醍《だい》醐《ご》□《み》

20 御《ご》□《よう》□《たし》

120日目の答え

①付（附）　②髪　③霧　④工　⑤体　⑥単　⑦以　⑧深長　⑨無　⑩口　⑪縫　⑫転　⑬節　⑭泰　⑮恥　⑯夢

123日目 すらすら読みたい四字熟語

月　日
正解数　／20問

●──線の漢字を読みましょう。

1 茫然自《じ》失《しつ》（　　　　）
あっけにとられて、ぼんやりとしてしまうさま。

2 不《ふ》倶戴天《てん》（　　　　）
この世で共に生きていられないと思うほど、深い憎しみがあること。

3 大言壮《そう》語《ご》（　　　　）
できそうもない大げさなことを言う。またはそのことば。

4 千載一《いち》遇《ぐう》（　　　　）
千年に一度しかないような、めったにないこと。

5 生殺《さつ》与《よ》奪（　　　　）
相手を生かすも殺すも、物を与えるも奪うも、すべて自分の思いのままであること。

6 生生《せいせい》流転（　　　　）
すべてのものが絶えず生まれ、変わっていくこと。

7 東奔西走（　　　　）
目的達成のために、あちこち忙しく駆け回ること。

8 天《てん》地《ち》神明（　　　　）
天地のあらゆる神々。

9 一石二鳥（　　　　）
一つのことをして、同時に二つの利益を得られること。

10 主客転《てん》倒《とう》（　　　　）
主人と客の立場が入れ替わること。転じて、物事の軽重などを取り違えること。

11 獅《し》子《し》奮迅（　　　　）
獅子が奮い立つように、勢いが激しいことのたとえ。

12 知行合《ごう》一《いつ》（　　　　）
知ることと行うことは、一致しなければならないということ。

13 渾然一《いっ》体《たい》（　　　　）
異なるものが混じり合って、区別がつかないさま。

14 鯨飲馬《ば》食《しょく》（　　　　）
一度にたくさんの酒を飲み、たくさんの食事をすることのたとえ。

15 権《けん》謀術数（　　　　）
巧みに人を欺くはかりごと。

16 一《いち》言《げん》居士（　　　　）
何に対しても、何か一言言わずにいられない人のこと。

17 竜頭《とう》蛇尾《び》（　　　　）
はじめはすばらしいが、終わりはつまらなくなることのたとえ。

18 無《む》知《ち》蒙昧（　　　　）
知識がなく、おろかで物事の道理にうといこと。

19 不《ふ》撓不《ふ》屈《くつ》（　　　　）
どんなに困難なことがあっても、くじけないこと。

20 日《にち》常《じょう》茶飯（　　　　）
ありふれた日常のことや、平凡なことのたとえ。

121日目の答え

①呵成　②坦懐　③不抜　④切歯　⑤六臂　⑥辛苦　⑦驚天　⑧一笑
⑨不即不離　⑩快刀乱麻　⑪山紫水明　⑫勧善懲悪　⑬一意専心　⑭斎戒沐浴　⑮金科玉条　⑯牛飲馬食

124日目 すらすら読みたい小学校で習った漢字

月　日
正解数　／20問

●──線の漢字を読みましょう。

1 生活《せいかつ》を改める。（　）
2 医《い》師《し》を志す。（　）
3 体《からだ》に障る。（　）
4 感《かん》極まる。（　）
5 衣《い》料《りょう》を商う。（　）
6 布《ぬの》を織る。（　）
7 元《げん》気《き》の源。（　）
8 洋服《ようふく》を買う。（　）
9 目測《もくそく》を誤る。（　）
10 鋼の心臓《しんぞう》。（　）

●次の漢字を読みましょう。

11 期待（　）
12 刻限（　）
13 曲折（　）
14 因果（　）
15 小児科（　）
16 納得（　）
17 留守（　）
18 発揮（　）
19 解除（　）
20 拾得物（　）

122日目の答え

①夫　②工　③囲　④老婆　⑤居　⑥紅　⑦楽　⑧張本　⑨人　⑩義　⑪情　⑫華　⑬未　⑭頂　⑮太平　⑯場　⑰能（脳）　⑱柱　⑲味　⑳用達

125日目 書きまちがえやすい漢字

月　日

正解数

●次の文からまちがっている漢字を一つずつ探し、書き直しましょう。

1 駅《えき》で遇然《ぐうぜん》青木《あおき》さんに出会《であ》った。

誤（　　　）→正（　　　）

2 烏《からす》の大郡《たいぐん》が飛《と》んでいく。

誤（　　　）→正（　　　）

3 合理化《ごうりか》の幣害《へいがい》を検証《けんしょう》する。

誤（　　　）→正（　　　）

4 候補者《こうほしゃ》が一同《いちどう》に会《かい》する機会《きかい》。

誤（　　　）→正（　　　）

5 大幅《おおはば》な人事移動《じんじいどう》が発表《はっぴょう》になる。

誤（　　　）→正（　　　）

6 運動会《うんどうかい》の徒《と》競争《きょうそう》に参加《さんか》する。

誤（　　　）→正（　　　）

7 業績《ぎょうせき》が援《ゆる》やかに回復《かいふく》する。

誤（　　　）→正（　　　）

8 還境《かんきょう》問題《もんだい》に真剣《しんけん》に取《と》り組《く》む。

誤（　　　）→正（　　　）

9 新幹線《しんかんせん》の乗車巻《じょうしゃけん》を購入《こうにゅう》する。

誤（　　　）→正（　　　）

●□にあてはまる漢字を書きましょう。

10 花嫁《はなよめ》□《しゅ》□《ぎょう》をする。

11 自己《じこ》□《ぶん》□《せき》をする。

12 □《おだ》やかに晴《は》れた日《ひ》。

13 パソコンの□《せん》□《もん》□《か》。

14 妻《つま》の□《き》□《げん》をとる。

15 □《き》□《せい》品《ひん》を買《か》う。

16 いやなムードが□《ただよ》う。

17 □《そっ》□《せん》して片付《かたづ》ける。

18 国《くに》が□《はん》□《えい》する。

19 彼女《かのじょ》に心《こころ》を□《うば》われた。

123日目の答え

①ぼうぜん ②ぐたい ③たいげん ④せんざい ⑤せい・だつ ⑥るてん ⑦とうほんせいそう ⑧しんめい ⑨いっせきにちょう ⑩しゅかく（しゅきゃく） ⑪ふんじん ⑫ちこう ⑬こんぜん ⑭げいいん ⑮ぼうじゅっすう ⑯こじ ⑰りゅう・だ ⑱もうまい ⑲とう ⑳さはん

126日目 すらすら書きたい小学校で習った漢字

月　日

正解数　／20問

□にあてはまる漢字を書きましょう。

1 水《みず》を□《あ》びる。

2 □《たと》えばの話《はなし》。

3 毛《け》が□《は》える。

4 トップを□《あらそ》う。

5 身《み》なりを□《ととの》える。

6 竹《たけ》の□《ふし》。

7 下位《かい》に□《しりぞ》く。

8 ミスを□《せ》める。

9 布《ぬの》を□《そ》める。

10 □《まった》く知《し》らない

11 深《ふか》く□《こ》□《きゅう》する。

12 美《うつく》しい□《きぬ》□《いと》。

13 光《ひかり》が□《はん》□《しゃ》する。

14 □《りん》□《じ》休業《きゅうぎょう》。

15 □《ふく》□《つう》に苦《くる》しむ。

16 学級委員《がっきゅういいん》の□《にん》□《む》。

17 野山《のやま》を□《さん》□《さく》する。

18 □《そん》□《だい》な態度《たいど》の政治家《せいじか》。

19 □《けい》□《さつ》に通報《つうほう》する。

20 □《げん》□《かく》な家庭《かてい》で育《そだ》つ。

124日目の答え

①あらた　②こころざ　③さわ　④きわ　⑤あきな　⑥お　⑦みなもと　⑧か　⑨あやま　⑩はがね
⑪きたい　⑫こくげん　⑬きょくせつ　⑭いんが　⑮しょうにか　⑯なっとく　⑰るす　⑱はっき　⑲かいじょ　⑳しゅうとくぶつ

127日目 覚えておきたい基本の漢字

月　日

正解数

● 次の漢字を読みましょう。

1 気配（　　）

2 境内（　　）

3 成就（　　）

4 示唆（　　）

5 柔和（　　）

6 執着（　　）

7 風情（　　）

8 緩和（　　）

9 欠如（　　）

10 厄介（　　）

● □にあてはまる漢字を書きましょう。

11 ミスを□《し》□《てき》する。

12 彼《かれ》がやった□《しょう》□《こ》はない。

13 主婦《しゅふ》を□《たい》□《しょう》にした雑誌《ざっし》。

14 友人《ゆうじん》の□《しょう》□《かい》で知《し》り合《あ》う。

15 限《かぎ》りある□《し》□《げん》。

16 過去《かこ》の□《じっ》□《せき》。

17 二国間《にこくかん》の□《ふん》□《そう》。

18 彼《かれ》は□《てん》□《けい》的《てき》な成功者《せいこうしゃ》だ。

19 スマホが□《ふ》□《きゅう》する。

20 その日《ひ》の□《き》□《おく》をたどる。

125日目の答え

①遇→偶　②郡→群　③幣→弊　④同→堂　⑤移→異　⑥争→走　⑦援→緩　⑧還→環　⑨巻→券

128日目

すらすら書きたい四字熟語

月　日
正解数　／16問

●□にあてはまる漢字を書きましょう。

1　一《いっ》喜《き》一《いち》□《ゆう》
情勢の変化によって喜んだり心配したりすること。

2　取《しゅ》捨《しゃ》□《せん》□《たく》
よいものや必要なものをえらび、いらないものは捨てること。

3　□《しん》小《しょう》棒《ぼう》大《だい》
小さいことを、大げさに誇張していることのたとえ。

4　用《よう》意《い》□《しゅう》到《とう》
準備に手落ちがないこと。

5　切《せっ》磋《さ》琢《たく》□《ま》
互いに励まし合って、学問や徳をみがくこと。

6　百《ひゃっ》□《ぱつ》百《ひゃく》□《ちゅう》
予想や計画が必ず当たること。

7　千《せん》差《さ》□《ばん》別《べつ》
さまざまに異なっていること。

8　□《ほん》□《まつ》転《てん》倒《とう》
物事の重要さの優先順位を誤ること。

9　十《じっ》□《ちゅう》八《はっ》九《く》
ほとんど。おおかた。

10　無《む》病《びょう》□《そく》□《さい》
病気をせず、健康であること。

11　一《いっ》攫《かく》□《せん》□《きん》
労せずに一時に巨額の利益を得ること。

12　徹《てっ》□《とう》徹《てつ》尾《び》
最初から最後まで。

13　内《ない》憂《ゆう》外《がい》□《かん》
国内のわざわいや心配事と国際上の心配事。

14　我《が》田《でん》□《いん》水《すい》
自分に都合のいいように理屈をつけること。

15　適《てき》材《ざい》適《てき》□《しょ》
その人の才能に適した地位や任務につけること。

16　□《ご》□《ぞう》六《ろっ》腑《ぷ》
腹の中。心中。

126日目の答え
①浴　②例　③生　④争　⑤整　⑥節　⑦退　⑧責　⑨染　⑩全　⑪呼吸　⑫絹糸　⑬反射　⑭臨時　⑮腹痛　⑯任務　⑰散策　⑱尊大　⑲警察　⑳厳格

129日目 同音異字・同音異義語の書き分け

月　日
正解数　／28問

●□にあてはまる漢字を書きましょう。

1 納税《のうぜい》の□《ぎ》務《む》。　社内《しゃない》の会《かい》□《ぎ》。　礼《れい》□《ぎ》正《ただ》しい人《ひと》。

2 □《はく》力満点《りょくまんてん》。　大《おお》きな□《はく》手《しゅ》。　宿《しゅく》□《はく》施設《しせつ》。

3 合《ごう》□《はん》を使《つか》った棚《たな》。　野菜《やさい》の□《はん》売所《ばいじょ》。　木《もく》□《はん》画《が》。

4 □《ま》薬撲滅運動《やくぼくめつうんどう》。　レンズの研《けん》□《ま》。　都会《とかい》の□《ま》天楼《てんろう》。

5 □《しん》経《けい》が太《ふと》い。　□《しん》士《し》淑女《しゅくじょ》。

6 身元《みもと》を□《ほ》□《しょう》する。　身《み》の安全《あんぜん》を□《ほ》□《しょう》する。　損害《そんがい》を□《ほ》□《しょう》する。

7 期待《きたい》□《い》□《じょう》の大活躍《だいかつやく》。　□《い》□《じょう》事態《じたい》が発生《はっせい》する。

8 校庭《こうてい》を□《かい》□《ほう》する。　束縛《そくばく》から□《かい》□《ほう》する。　病気《びょうき》が□《かい》□《ほう》に向《む》かう。

9 対策《たいさく》を□《けん》□《とう》する。　□《けん》□《とう》外《はず》れの意見《いけん》。

10 生命《せいめい》□《ほ》□《けん》に加入《かにゅう》する。　□《ほ》□《けん》室《しつ》の先生《せんせい》。

11 劇団《げきだん》の□《こう》□《えん》。　作家《さっか》の□《こう》□《えん》会《かい》に行《い》く。

127日目の答え

①けはい（きはい）　②けいだい　③じょうじゅ　④しさ（じさ）　⑤にゅうわ　⑥しゅうちゃく（しゅうじゃく）　⑦ふぜい　⑧かんわ　⑨けつじょ　⑩やっかい　⑪指摘　⑫証拠　⑬対象　⑭紹介　⑮資源　⑯実績　⑰紛争　⑱典型　⑲普及　⑳記憶

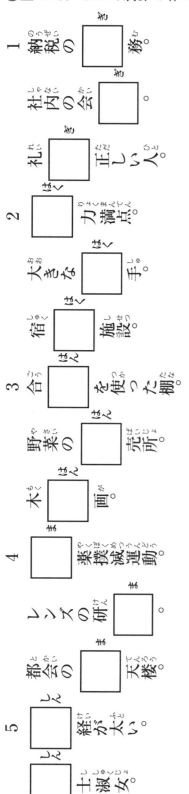

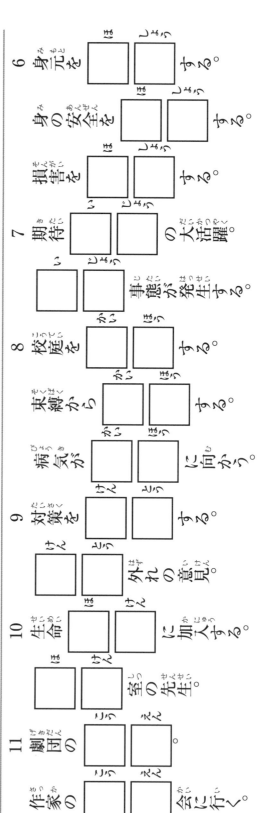

130日目

すらすら読みたい小学校で習った漢字

月　日

正解数　／20問

● ―線の漢字を読みましょう。

1 農業《のうぎょう》が盛んだ。（　　）

2 春《はる》が訪れる。（　　）

3 情け深《ぶか》い。（　　）

4 心《こころ》を閉ざす。（　　）

5 手《て》間《ま》を省く。（　　）

6 独りで暮《く》らす。（　　）

7 会場《かいじょう》を設ける。（　　）

8 道《みち》に迷う。（　　）

9 人形《にんぎょう》を操る。（　　）

10 会議《かいぎ》に臨む。（　　）

● 次の漢字を読みましょう。

11 指揮（　　）

12 就業（　　）

13 諸国（　　）

14 針葉樹（　　）

15 発揮（　　）

16 尊重（　　）

17 意図（　　）

18 染色（　　）

19 引率（　　）

20 将来（　　）

128日目の答え

①憂　②選択　③針　④周　⑤磨　⑥発・中　⑦万　⑧本末　⑨中　⑩息災　⑪千金　⑫頭　⑬患　⑭引　⑮所　⑯五臓

131日目 暮らしでよく使う漢字

月　日
正解数　／20問

●次の漢字を読みましょう。

1 扱（　　）う
2 詐欺《　》（　　）
3 悟（　　）る
4 惨（　　）め
5 宛（　　）てる
6 嫉妬（　　）
7 応（　　）える
8 稼（　　）ぐ
9 凝（　　）る
10 懐（　　）かしい

●□にあてはまる漢字を書きましょう。

11 プロ野球《やきゅう》が□《かい》□《まく》する。
12 □《ひ》□《みつ》の相談《そうだん》。
13 □《ゆう》□《びん》配達《はいたつ》。
14 どうぞご□《らん》ください。
15 手《て》提《さ》げ鞄《かばん》を□《も》つ。
16 敵《てき》を□《う》ち果《は》たす。
17 神様《かみさま》を□《おが》む。
18 熱戦《ねっせん》に□《こう》□《ふん》する。
19 □《む》し暑《あつ》い部屋《へや》。
20 □《す》□《なお》な子《こ》。

129日目の答え
①義・議・儀　②迫・拍・泊　③板・販・版　④麻・磨（摩）・摩　⑤神・紳　⑥保証・保障・補償　⑦以上・異常　⑧開放・解放・快方
⑨検討・見当　⑩保険・保健　⑪公演・講演

132日目 うっかり忘れがちな漢字

月　日　正解数　／20問

●次の漢字を読みましょう。

1 虞（　　）
2 傍（　　）ら
3 采配（　　）
4 忽然（　　）
5 矯（　　）める
6 乏（　　）しい
7 享年（　　）
8 免（　　）れる
9 弄（　　）ぶ
10 所轄（　　）

●□にあてはまる漢字を書きましょう。

11 □《やさ》しい問題《もんだい》。
12 洗濯物《せんたくもの》を□《ほ》す。
13 警察《けいさつ》しょの□《しょ》□《ちょう》。
14 カラスの□《す》。
15 □《しょう》□《じ》が破《やぶ》れる。
16 □《こめ》□《だわら》をかつぐ。
17 刃物《はもの》を□《と》ぐ。
18 親《おや》□《こう》□《こう》な息子《むすこ》。
19 □《ほが》らかな少年《しょうねん》。
20 感想《かんそう》を□《の》べる。

130日目の答え

①さか　②おとず　③なさ　④と　⑤はぶ　⑥ひと　⑦もう　⑧まよ　⑨あやつ　⑩のぞ
⑪しき　⑫しゅうぎょう　⑬しょこく　⑭しんようじゅ　⑮はっき　⑯そんちょう　⑰いと　⑱せんしょく　⑲いんそつ　⑳しょうらい

133日目 すらすら書きたい小学校で習った漢字

月　日

正解数　／20問

●□にあてはまる漢字を書きましょう。

1 □《わけ》を話《はな》す。

2 □《みずか》ら考《かんが》える。

3 人《ひと》を□《うたが》う。

4 老人《ろうじん》を□《うやま》う。

5 □《のう》科学者《かがくしゃ》。

6 ゴムの□《くだ》。

7 □《かぶ》が上《あ》がる。

8 □《こ》えた土地《とち》。

9 列《れつ》が□《みだ》れる。

10 □《おさな》い妹《いもうと》。

11 □《よく》□《ぼう》をおさえる。

12 彼《かれ》には□《ぎ》□《り》がある。

13 実験《じっけん》に□《せい》□《こう》する。

14 アルミの□《よう》□《き》。

15 旧友《きゅうゆう》との□《さい》□《かい》。

16 工事《こうじ》の□《さい》□《かい》。

17 □《し》□《じ》する政党《せいとう》。

18 先生《せんせい》の□《し》□《じ》に従《したが》う。

19 政治《せいじ》への□《かん》□《しん》。

20 できばえに□《かん》□《しん》する。

131日目の答え

①あつか　②さぎ　③さと　④みじ　⑤あ　⑥しっと　⑦こた　⑧かせ　⑨こ（こご）　⑩なつ
⑪開幕　⑫秘密　⑬郵便　⑭覧　⑮持　⑯討（打）　⑰拝　⑱興奮　⑲蒸　⑳素直

134日目 読みまちがえやすい漢字

月　日

正解数　／20問

●次の漢字を読みましょう。

1 間断（　　）
2 会得（　　）
3 外科（　　）
4 生一本（　　）
5 建立（　　）
6 定石（　　）
7 堪（　　）える
8 悪寒（　　）
9 惜敗（　　）
10 措置（　　）
11 金輪際（　　）
12 遂行（　　）
13 漸次（　　）
14 暫時（　　）
15 脅（　　）す
16 汎用（　　）
17 凝固（　　）
18 悔恨（　　）
19 侮辱（　　）
20 要衝（　　）

132日目の答え

①おそれ（ぐ）　②かたわ　③さいはい　④こつぜん（こつねん）　⑤た　⑥とぼ　⑦きょうねん　⑧まぬか（まぬが）　⑨もてあそ　⑩しょかつ　⑪易　⑫干（乾）　⑬署長　⑭巣　⑮障子　⑯米俵　⑰研（磨）　⑱孝行　⑲朗　⑳述

135日目 すらすら読みたい小学校で習った漢字

月　日
正解数　/20問

●―線の漢字を読みましょう。

1 学《まな》びの園。（　　）
2 音をあげる。（　　）
3 雪《ゆき》を頂く。（　　）
4 将来《しょうらい》を危ぶむ。（　　）
5 直ちに行《おこな》う。（　　）
6 栄養《えいよう》を補う。（　　）
7 機を織《お》る。（　　）
8 初《はつ》日《ひ》を拝む。（　　）
9 馬《うま》が暴れる。（　　）
10 技をみがく。（　　）
11 果物（　　）
12 安易（　　）
13 景色（　　）
14 部屋（　　）
15 困難（　　）
16 殺生（　　）
17 存在（　　）
18 真面目（　　）
19 七夕（　　）
20 万聖節（　　）

133日目の答え

①訳　②自　③疑　④敬　⑤脳　⑥管　⑦株　⑧肥　⑨乱　⑩幼　⑪欲望　⑫義理　⑬成功　⑭容器　⑮再会　⑯再開　⑰支持　⑱指示　⑲関心　⑳感心

136日目 覚えておきたい基本の漢字

月　日

正解数　／20問

●次の漢字を読みましょう。

1 為替（　　）
2 田舎（　　）
3 吟味（　　）
4 代物（　　）
5 翻訳（　　）
6 脳裏（　　）
7 妥当（　　）
8 形相（　　）
9 雪崩（　　）
10 披露（　　）

●□にあてはまる漢字を書きましょう。

11 権力《けんりょく》に□《てい》□《こう》する。
12 □《きょく》□《たん》なダイエット。
13 □《び》□《みょう》な変化《へんか》。
14 画像《がぞう》を□《しゅく》□《しょう》する。
15 人口《じんこう》が□《げん》□《しょう》する。
16 海外《かいがい》へ□《と》□《こう》する。
17 目《め》の□《さっ》□《かく》にすぎない。
18 □《てっ》□《てい》的《てき》に追及《ついきゅう》する。
19 □《いん》□《しょう》的《てき》なスピーチ。
20 人間関係《にんげんかんけい》が□《き》□《はく》だ。

134日目の答え

①かんだん　②えとく　③げか　④きいっぽん　⑤こんりゅう（けんりつ）　⑥じょうせき　⑦た（こた・こら）　⑧おかん
⑨せきはい　⑩そち　⑪こんりんざい　⑫すいこう　⑬ぜんじ　⑭ざんじ　⑮おど　⑯はんよう　⑰ぎょうこ　⑱かいこん
⑲ぶじょく　⑳ようしょう

137日目 読みまちがえやすい漢字

月　日

正解数

●次の漢字を読みましょう。

1 既婚（　　）

2 不穏当（　　）

3 委嘱（　　）

4 破綻（　　）

5 折衝（　　）

6 図体（　　）

7 険（　　）しい

8 衷心（　　）

9 懸念（　　）

10 克明（　　）

11 農作物（　　）

12 繁盛（　　）

13 手綱（　　）

14 読経（　　）

15 得体（　　）

16 遊説（　　）

17 投網（　　）

18 説法（　　）

19 不精（　　）

20 浸（　　）す

135日目の答え

①その　②ね　③いただ　④あや　⑤ただ　⑥おぎな　⑦はた　⑧おが　⑨あば　⑩わざ　⑪くだもの　⑫あんい　⑬けしき　⑭へや　⑮こんなん　⑯せっしょう　⑰そんざい　⑱まじめ（しんめんもく・しんめんぼく）　⑲たなばた（しちせき）

138日目

すらすら書きたい小学校で習った漢字

月　日

正解数　／20問

□にあてはまる漢字を書きましょう。

1 □《よ》い行《おこな》い。

2 歩《ある》くのは健康《けんこう》に□《よ》い。

3 ドアが□《あ》く。

4 席《せき》が□《あ》く。

5 □《かわ》の靴《くつ》。

6 リンゴの□《かわ》をむく。

7 教《おし》えを□《と》く。

8 帯《おび》を□《と》く。

9 タンカーを□《つく》る。

10 神《かみ》が天地《てんち》を□《つく》る。

11 迷子《まいご》を□《ほ》□《ご》する。

12 □《くち》□《べに》をぬる。

13 □《いっ》□《こく》を争《あらそ》う。

14 道《みち》が□《こん》□《ざつ》する。

15 □《てん》□《さい》に備《そな》える。

16 借金《しゃっきん》を□《へん》□《さい》する。

17 □《はん》□《ざい》を予防《よぼう》する。

18 □《よう》□《さん》農家《のうか》。

19 □《とう》□《ぶん》が多《おお》い果実《かじつ》。

20 周《まわ》りから□《ひ》□《はん》を受《う》ける。

136日目の答え

①かわせ　②いなか（でんしゃ）　③ぎんみ　④しろもの（だいぶつ・だいもつ）　⑤ほんやく　⑥のうり　⑦だとう　⑧ぎょうそう（けいそう）　⑨なだれ　⑩ひろう　⑪抵抗　⑫極端　⑬微妙　⑭縮小　⑮減少　⑯渡航　⑰錯覚　⑱徹底　⑲印象　⑳希薄（稀薄）

139日目 書き分けたい同訓異字

答えは8ページ

月　日　正解数

●□にあてはまる漢字を書きましょう。

1 税金《ぜいきん》を□《おさ》める。　成果《せいか》を□《おさ》める。　国《くに》を□《おさ》める。　学問《がくもん》を□《おさ》める。

2 □《あつ》い紙《かみ》。　□《あつ》いスープ。　□《あつ》い夏《なつ》。

3 会社《かいしゃ》に□《つと》める。　勉学《べんがく》に□《つと》める。　司会《しかい》を□《つと》める。

4 会議《かいぎ》に□《はか》る。　合理化《ごうりか》を□《はか》る。

5 障子《しょうじ》が□《やぶ》れる。　勝負《しょうぶ》に□《やぶ》れる。

6 □《き》く耳《みみ》を持《も》たない。　頭痛《ずつう》に□《き》く薬《くすり》。　周囲《しゅうい》に気《き》が□《き》く。

7 マンションが□《た》つ。　関係《かんけい》を□《た》つ。　飲食《いんしょく》を□《た》つ。　布地《ぬのじ》を□《た》つ。

8 お湯《ゆ》を□《さ》ます。　目《め》を□《さ》ます。

9 仏壇《ぶつだん》に花《はな》を□《そな》える。　災害《さいがい》に□《そな》える。

10 機械《きかい》が□《と》まる。　人《ひと》の目《め》に□《と》まる。　ホテルに□《と》まる。

137日目の答え

①きこん ②ふおんとう ③いしょく ④はたん ⑤せっしょう ⑥ずうたい ⑦けわ ⑧ちゅうしん ⑨けねん ⑩こくめい ⑪のうさくぶつ（のうさくもつ） ⑫はんじょう ⑬たづな ⑭どきょう ⑮えたい ⑯ゆうぜい ⑰とあみ ⑱せっぽう ⑲ぶしょう ⑳ひた

140日目

読めそうで読めない漢字

答えは9ページ

月　日

正解数　／20問

●次の漢字を読みましょう。

1 嘲（　　）る

2 頒布（　　）

3 憤（　　）る

4 慈（　　）しむ

5 凄（　　）まじい

6 専（　　）ら

7 進捗（　　）

8 奮（　　）う

9 唆（　　）す

10 更迭（　　）

11 予（　　）め

12 蘇（　　）る

13 濫用（　　）

14 頑（　　）な

15 滞（　　）る

16 煩（　　）わしい

17 奇（　　）しくも

18 補塡（　　）

19 妬（　　）ましい

20 目論見（　　）

138日目の答え

①善（良）　②良　③開　④空　⑤革　⑥皮　⑦説　⑧解　⑨造　⑩創　⑪保護　⑫口紅　⑬一刻　⑭混雑　⑮天災　⑯返済　⑰犯罪　⑱養蚕　⑲糖分　⑳批判

元気脳練習帳
改訂版
脳が活性化する大人のおもしろ雑学脳ドリル

2025年5月6日　第1刷発行

監修者	川島隆太
発行人	川畑　勝
編集人	中村絵理子
編集長	古川英二
発行所	株式会社Gakken
	〒141－8416　東京都品川区西五反田2-11-8
印刷所	中央精版印刷株式会社

STAFF

問題作成	藤波 潤
本文デザイン	バラスタジオ
校正	奎文館
編集協力	オフィス201(小形みちよ)

この本に関する各種お問い合わせ先

●本の内容については、下記サイトのお問い合わせフォームよりお願いします。
https://www.corp-gakken.co.jp/contact/
●在庫については　Tel 03-6431-1250（販売部）
●不良品（落丁・乱丁）については　Tel 0570-000577
学研業務センター
〒354-0045　埼玉県入間郡三芳町上富279-1
●上記以外のお問い合わせは　Tel 0570-056-710（学研グループ総合案内）

©Gakken

本書の無断転載、複製、複写（コピー）、翻訳を禁じます。

本書を代行業者等の第三者に依頼してスキャンやデジタル化することは、たとえ個人や家庭内の利用であっても、著作権法上、認められておりません。

学研グループの書籍・雑誌についての新刊情報・詳細情報は、下記をご覧ください。
学研出版サイト　https://hon.gakken.jp/